中医师承学堂
一所没有围墙的大学
高建忠医学全集

内伤学说讲记

——李东垣内伤学说的临床构建

高建忠 著

全国百佳图书出版单位
中国中医药出版社
·北京·

图书在版编目（CIP）数据

内伤学说讲记：李东垣内伤学说的临床构建 / 高建忠著 . --
北京 : 中国中医药出版社 , 2024.7
（高建忠医学全集）
ISBN 978-7-5132-8759-3

Ⅰ . ①内… Ⅱ . ①高… Ⅲ . ①中医内科学—中医临床—
经验—中国—现代 Ⅳ . ① R25

中国国家版本馆 CIP 数据核字 (2024) 第 082134 号

中国中医药出版社出版
北京经济技术开发区科创十三街 31 号院二区 8 号楼
邮政编码　100176
传真　010-64405721
廊坊市佳艺印务有限公司印刷
各地新华书店经销

开本 710×1000　1/16　印张 17.5　字数 185 千字
2024 年 7 月第 1 版　2024 年 7 月第 1 次印刷
书号　ISBN 978 - 7 - 5132 - 8759 - 3

定价　78.00 元
网址　www.cptcm.com

服 务 热 线　010-64405510
购 书 热 线　010-89535836
维 权 打 假　010-64405753

微信服务号　**zgzyycbs**
微商城网址　**https://kdt.im/LIdUGr**
官 方 微 博　**http://e.weibo.com/cptcm**
天猫旗舰店网址　**https://zgzyycbs.tmall.com**

如有印装质量问题请与本社出版部联系（010-64405510）

作者简介

　　高建忠，山西省中西医结合医院（山西中医药大学附属中西医结合医院）主任医师。长期致力于仲景学说和东垣学说的临床研究，著有《临证传心与诊余静思》《高建忠读方与用方》《高建忠读〈脾胃论〉》等著作。

内容提要

　　本书是高建忠继《读〈内外伤辨惑论〉》《高建忠读〈脾胃论〉》之后的又一本学习李东垣学说的著作。作者基于《内外伤辨惑论》，试图去构建李东垣笔下内伤学说的理论和临床体系。书中文字立足于临床，以方、证、案为抓手，寓理法及内伤体系于方、证、案中。本书的出版，有助于读者对内伤学说的学习与运用。

我很赞同《中医各家学说》二版教材（北京中医学院主编）的执简驭繁、纲举目张：把中医学术流派分为"阴阳、五行"两大学说和"伤寒、温病、河间、易水"四大学派。其中，河间学派包含丹溪杂病学派、子和攻邪学派等，易水学派包含东垣内伤学派、景岳温补学派等。

明代医家王纶在《明医杂著》中说："外感法仲景，内伤法东垣，热病用河间，杂病用丹溪，一以贯之，斯之大全矣。"

如果按照上述划分，每个学派选用一位最具代表性的人物进行"代言"的话，似乎可以这样选：

伤寒（外感）法仲景，温病（热病）法天士；

河间（杂病）用丹溪，易水（内伤）用东垣。

"张仲景学派"超出"伤寒"范畴，也超出了"外感"范畴，是一种"独立而完整"的中医体系。

"叶天士学派"超出"温热"范畴，也超出了"卫气营血"范畴，是一种"独立而完整"的中医体系。

"朱丹溪学派"超出"滋阴"范畴，也超出了"杂病"范畴，是一种"独立而完整"的中医体系。

　　"李东垣学派"超出"脾胃（补土）"范畴，也超出了"内伤"范畴，是一种"独立而完整"的中医体系。

　　可以说，这四大学派比肩而立、独成体系，虽然各有侧重、各具特色。

　　那么，东垣学说（李东垣学派）的核心特色，到底是什么呢？

　　当代深入研究并临床践行东垣学说的山西中医药大学附属中西医结合医院高建忠主任医师认为：

　　李东垣除了应用常规的"八纲气血辨证""五行脏腑辨证"外，还特别针对"内伤（脾胃内伤，胃气不足）"创新应用"升降浮沉辨证"。

　　这意味着：或许在其他领域，李东垣相对张仲景、叶天士、朱丹溪等并无优势（或略有劣势），但在针对"内伤（脾胃内伤，胃气不足）"这个领域，李东垣所创新的"升降浮沉辨证"，比起张仲景、叶天士、朱丹溪等有着明显优势。

　　优势何在？敬请焚香盥手，恭展本书，凝神细读。

　　是为序。

刘观涛

2024 年 3 月

自序

如果把中医临床体系一分为二，可以分为外感体系和内伤体系，相对应的学说是外感学说和内伤学说。

张仲景开创了外感学说。以《伤寒论》为代表性著作，伤寒学说奠定了外感学说的辨治体系，其后有温病学说的羽翼。

内伤学说呢？

李东垣创立了内伤学说。

内伤学说的代表性著作呢？

不是《脾胃论》，是《内外伤辨惑论》。

以《内外伤辨惑论》为代表性著作，李东垣构建了内伤学说的辨治体系，其后有明清温补学说的充实。

仲景书详于外感，东垣书详于内伤。"医之为书，至是始备，医之为道，至是始明。"朱丹溪如是说。

书倒是"备"了，道"明"了吗？

从伤寒学到温病学，外感学说的理法方药日臻完备和充实。内伤学说呢？

可以说，中医临床上每日都在和内伤疾病打着交道，也用一系列方药在治疗着众多的内伤疾病。但，我们心目中是不是有属于自己的完整的内伤学说体系呢？我们是不是明确地在用内伤学说体系指导着我们的临证？

也许，我们的回答不一定很乐观。

因为，研究东垣学说的后学者不是很多，明白东垣学说的后学者不是很多。

本书立足于李东垣所著的《内外伤辨惑论》，试图去构建李东垣笔下内伤学说的理论和临床体系。为避免枯燥的、八股式的说教，全书文字立足于临床，以方、证、案为抓手，寓理法及内伤体系于方、证、案中。

当然，这些文字也仅仅是内伤学说体系的入门而已，不免粗糙，也不免谬误。内伤学说体系的丰满和厚实也绝非这些文字所能概述。子贡说："夫子之墙数仞，不得其门而入，不见宗庙之美、百官之富。"入门后还有更多的"美"与"富"等着入门者。

感谢东垣老人，在那个山河破碎、居无定所的时代，依然能静下心来传道授业、著书立说，在传承的基础上锐意创新，为我们留下了宝贵的、可供我们今天学习的"内伤学说"。

书末列有附录，依次是：对李东垣方案的解读和对内伤学说的思考形成的部分零散文字，对叶天士 30 则内伤医案的解读，自己临证中的 15 则内伤医案。

本书所用《内外伤辨惑论》底本来自由中国中医药出版社 2015 年 2 月出版的《李东垣医学全书》。

书法家吕林健先生服用补中益气汤加减方后抄方一幅，中医出版人刘观涛先生阅读书稿后赐序一则，均为本书增益光彩，在此一并致谢！

高建忠

2024 年 3 月

補中益氣湯

黨參九克 黃芪十五克

生白朮三十克 當歸九克

陳皮九克 升麻三克

柴胡三克 炒雞內金十五克

焦山楂十五克 生龍牡各三十克

炙甘草三克

秋高建忠先生為甲

此方漸愛用 林健記錄

书法家吕林健先生抄方一幅

目录

第一讲：乏力因于气虚
——谈脏腑辨证用药法

在《中国百年百名中医临床家丛书·胡天雄》一书中，我读到了这么一段文字："往年行医未久，甚疑东垣老人温燥升提之法不切实用，稍触温热书，于清暑益气一方，尤多訾议。迄后临证渐多，乃知病情万变，有确宜此法者不少，且多见于体力劳动之人，1959年夏修建娄邵铁路时，经治尤多。其症多倦怠少气，舌淡苔滑，脉象弦缓或濡细，选用东垣升阳燥湿诸方，随症加减，往往二三帖即告平复。盖冒暑劳动，出汗多，饮水亦多，汗多则伤阳，饮多则肠胃不无停饮，土为水困，脾阳不升，况劳动时，两腿之负担尤重，遇本体素虚之人，则气血并于下肢，当此之时，不用升、葛、参、芪以升阳，苓、泽、二术以行水，将更用何方何药以治此病乎？至于饮食伤胃，劳倦伤脾，中气既伤，郁生上热者，尤所在多有，温凉补泻之法，百无一应，以补脾胃泻阴火升阳汤投之，霍然而起者，临床上屡屡见之。虽然，好言阴火而概念模糊；侈谈脾胃而升降紊乱。喜为生克制化之说，托附经言，自矜神秘，使学者如堕五里雾中，此则碔砆伴玉，又不能为东垣讳也。"

在肯定东垣学说有用、实用的同时，指出其说理不清。

东垣学说，确实说理不清、说不清理吗？

下面，让我们一步步走入东垣学说，试着去说东垣学说，说清东垣学说。

一学生，男，14岁。主因乏力就诊。患者时觉累乏，影响学习，纳少，体瘦，面白。手足无明显冷、热感，脘腹无胀满，大便正常。舌质淡红，舌苔薄白，脉细缓。

本案当如何辨治？

用六经辨证法，本案可以辨为阳证还是阴证？

不是发热类病证，也没有明显热实证，不是阳证。

似乎也不是"无热恶寒者"，无法辨为阴证。

如果用六经辨证法在三阳病、三阴病中一定要对应一个病的话，患者偏虚，应该对应到三阴病中。在三阴病中，患者没有四逆、但欲寐、脉微细，也没有厥热胜复、寒热不齐等表现，可以除外少阴病、厥阴病。那，剩下的就只能是太阴病了。

尽管患者没有典型的腹满、呕吐、自利等太阴病的表现，但纳少、体瘦、乏力等似乎还是不反对辨为太阴病的。

如果本案可辨为太阴病，那么又能辨为太阴病中的哪个方证呢？

是理中丸证吗？是"四逆辈"证吗？

不是。本案并非"脏有寒"，治疗也不当"温之"。

有人认为可以用理中丸（汤）。

但使用理中丸（汤）容易出现口疮或便干而无法继续治疗。

是小建中汤或黄芪建中汤方证吗？

也不是。患者既无腹痛或寒热等表现，脉也不见弦。

如果用黄芪建中汤，短期应该对乏力有效，但不易收全功。服用时间稍长，舌苔容易变腻，容易出现"中满"等表现。

如果不用六经辨证法，而改用脏腑辨证法，本案就很容易辨证了。胃虚纳少，脾虚乏力，体瘦为虚，面白无热。舌象、脉象无实、无热。病位在脾胃，病性属虚，可辨为脾胃气虚证。治疗当补益脾胃气虚，选方用四君子汤。

处方：党参 9g，生白术 9g，茯苓 9g，炒鸡内金 15g，炙甘草 3g。14 剂，水冲服，日 1 剂。

方中用四君子汤补益脾胃，加炒鸡内金健脾开胃。本方连服 28 剂，纳食渐增，精力渐复，体重也有所增加。

本书所列案例中，方后"水冲服"用的是中药颗粒剂，方后"水煎服"用的是中草药。

六经辨证用药法主要是在阴阳学说指导下构建的，辨证的关键在于辨别病位在表、在里还是在半表半里，和病性属阴还是属阳。脏腑辨证用药法主要是在五行学说指导下（当然，也有阴阳学说指导）构建的，辨证的关键在于辨别病位在五脏六腑的哪一脏、哪一腑，和病性属寒或热、虚或实。

都需要辨病位、病性，但所辨的内容有别。

或者说，六经辨证用药法中可以引入或者原本就包含了脏腑学说，六经辨证用药法可以涵括脏腑辨证用药法。

从理论上来讲，有这种可能，但这需要重建新的六经辨证用药法。

通常，临床上所使用的六经辨证用药法，主要考虑的是邪气从哪儿入，到了哪里，处方用药时需要考虑邪气从哪儿出。脏腑辨证用药法，主要考虑的是脏腑（正气）的虚实寒热和脏腑之间的生克乘侮关系，处方用药时需要考虑恢复脏腑的偏盛偏衰和脏腑间的生克关系。清代医家尤在泾在《医学读书记》中说："治外感，必知邪气之变态；治内伤，必知脏腑之情性。治六淫之病，如逐外寇，攻其客，毋伤及其主，主弱则客不退矣；治七情之病，如抚乱民，暴其罪，必兼矜其情，情失则乱不正矣。"

治外感，用六经辨证用药法，治在邪气；治内伤，用脏腑辨证用药法，治在脏腑。

《吴医汇讲》中也说："外感、内伤，为证治两大关键，然去其所本无，复其所固有，两言可尽之也。盖六淫外袭，身中气血，日失和平，一切外感有余之症，有须汗、吐、下、和之治，皆是去其所本无也。若七情受伤，腑脏有损，身中气血，日就亏耗，一切内伤不足之症，有须滋填培补之治，皆是复其所固有也。"

尽管内伤不仅仅是七情受伤，治疗内伤也不仅仅需滋填培补。但，治外感，治在邪气，确为"去其所本无"；治内伤，治在脏腑，确为"复其所固有"。六经辨证用药法宜于"去其所本无"，脏腑辨证用药法宜于"复其所固有"。

上案中，患者表现为正气虚而不是邪气实，病位主要在脾胃，最适合使用的辨证法是脏腑辨证用药法。

脏腑辨证用药法，理论奠基于《内经》(《黄帝内经》，下同)，在"晋唐医学"中运用较为普遍。到宋代，钱乙所著的《小儿药证直诀》中已经形成规模，较为成熟，如泻心火用导赤散、泻肺热用泻白散、泻脾火用泻黄散、泻肝火用泻青丸、补肾水用六味地黄丸，等等。至金代张元素，赋予药物归经属脏以及引经报使等功能，完善脏腑补泻的治法方药，使脏腑辨证用药法得到了进一步的规范、完善和在临床上的推广使用。

当代医家中，邓铁涛教授推崇使用脏腑辨证用药法。邓老提出"五脏相关学说"指导辨证用药，实质上也是脏腑辨证用药法。邓老曾说："事实上，近二三十年来，我一直在用五脏相关学说指导临床实践，对于杂病之辨证论治尤其如此。"（见《邓铁涛医案与研究》）读邓老医案，无论是治疗心脏病、肾脏病，还是肝病、胃病等，邓老都是以补益正气作为治疗的根本。

邓老在《学说探讨与临证》一书中谈到五行学说时说："我一再认为五行学说，就是脏腑学说或脏象学说。古代不少学者，由于对脏腑的重视，而取得丰硕的研究成果。如汉代张仲景以《脏腑经络先后病脉证第一》作为《金匮要略》的总论。后世莫不宗之以为杂病辨证的纲领。宋代钱乙对儿科提倡五脏辨证，从而创造了钱氏学说以及创制了泻白散、泻青丸、益黄散等著名方剂。金代张易水从脏腑出发进行药物的研究，写成《脏腑药式》，为药物学的药物归经指明道路。明代楼全善的《医学纲目》，以脏腑为纲目来归纳病类，全书以四分之一篇幅讨论阴阳脏腑的理论。楼氏说：'昼读夜思，废飧忘寝者，三十余载，始悟千变万化之病态，皆不出乎阴阳五行之病态……五脏也、六腑也、十二经也……皆一五行也。'"

邓老在说五行学说、脏腑学说。从中我们也可以看出脏腑辨证用药法是中医临床体系的重要组成部分。

欣赏两则古人的医案：

医案一：中气虚寒，得冷则泻，而又火升齿衄。古人所谓胸中聚集之残火，腹内积久之沉寒也，此当温补中气，俾土厚则火自敛。四君子汤加益智仁、干姜。

医案二：久咳喘不得卧，颧赤足冷，胸满上气，饥不能食。此肺实于上，肾虚于下，脾困于中之候也。然而实不可攻，姑治其虚，中不可燥，姑温其下。且肾为胃关，火为土母，或有小补，未可知也。金匮肾气丸。

这是清代医家尤在泾《静香楼医案》中的两则医案。案一用方四君子汤加味（也可看作理中汤加味），案二用方肾气丸，两案都使用了脏腑辨证用药法。

第二讲：腹坠因于气陷
——谈升降浮沉补泻用药法

　　一女性患者，38 岁。主因乏力就诊。患者近半年来神疲乏力，常喜躺卧，劳作则气短、头晕、汗出。伴见纳少、体瘦、面淡。手足无冷热感，脘腹无明显不适。但在问及大便时言及，站立稍久不时会有腹坠、想大便的感觉，坐下及躺平时这种感觉就会消失。舌质淡暗，舌苔薄白，脉细缓。

　　本案当如何辨治？

　　脾虚乏力、气短，胃虚纳少、体瘦。病位在中焦脾胃，病性属虚，用脏腑辨证法辨为脾胃气虚证似乎没有问题。选方用药，选用四君子汤补益脾胃气虚，似乎也可以。

　　但，如何解释站立稍久会有腹坠、想大便的感觉呢？

　　气虚升清无力。

　　既然气虚基础上升清无力，治疗就需要在补气的基础上升清，而不仅仅是补气。

四君子汤有升清功能吗？

没有。补气升清需要用补中益气汤。

严格来说，本案当辨为脾虚气陷证。治疗当用补中升清法，用补中益气汤加减。

处方：红参6g，炙黄芪15g，生白术9g，当归9g，陈皮9g，升麻3g，柴胡3g，焦神曲15g，炙甘草3g。7剂，水冲服，日1剂。

方中用补中益气汤补中升清，加焦神曲开胃进食。本方服7剂即明显见效，体力有增。服用4周，体力基本恢复，不影响劳作。面显红润，经量增加（服药前月经量极少）。

或问，本案用四君子汤是不是也同样有效呢？

应该说，短期内见效是可以的，在一定程度上会气力增加、纳食增加。但，如服用时间短，停药后病症会很快复原；如持续用药，患者会逐渐出现"上火"的表现，会被迫中断治疗。

"上火"，即李东垣所说的阴火内生。

或问，本案可不可以用参苓白术散久服取效？或用归脾汤气血双补？

都不是最佳用方。

补中益气汤与四君子汤及参苓白术散、归脾汤等方的区别，不仅仅是补气、补气血等方面的区别，而最根本的是指导选用这些方药的用药法的不同。

使用四君子汤及参苓白术散、归脾汤等方所用的是脏腑辨证用药法，使用补中益气汤（及类方）所用的是升降浮沉补泻用药法。

严格来说，脏腑辨证用药法应该叫脏腑辨证补泻用药法。

两种用药法有什么不同呢？

举例来说，茯苓这味药，健脾利湿。如果在脏腑辨证补泻用药法指导下使用，茯苓健脾，有益于脾，对脾而言，属补；如果在升降浮沉补泻用药法指导下使用，茯苓降沉，不利于脾升，对脾而言，属泻。

什么是升降浮沉补泻用药法？

升降浮沉补泻用药法是李东垣构建内伤学说所使用的很重要的用药法。

为便于理解，我们可以这样说：天地之间，气的升浮降沉形成了周而复始的春夏秋冬。人体内，也有气的升浮降沉，也形成了体内周而复始的春夏秋冬。如果体内的升浮降沉有序，与天地之间的升浮降沉合拍，则身体正常；如果体内的升浮降沉失序，与天地之间的升浮降沉不合拍，则身体病变。当然，这种升浮降沉的合拍也包括一日一夜的合拍。

同时，我们又赋予了每味药物升浮降沉的特性，如防风升，附子浮，半夏降，黄连沉。医生用药，就是用方药的升浮降沉的偏性来纠正体内升浮降沉的失序。顺应则补，相逆则泻。

在这里，我们涉及了内伤学说的立论基础"藏气法时"理论和李东垣的"药类法象"理论。

藏气法时，即脏腑之气与四时之气相通相应。李东垣认为，人体内的五脏即体外的四时，或者说，人体内的四时就是体内的五脏。内伤病变的病机是体内四时的失序，即升浮降沉的失序。治疗内伤病变即是用药物的升浮降沉偏性来恢复体内四时的失序。

"药类法象"理论，即根据药物的气味厚薄把药物分为五类，分别是"风升生"类、"热浮长"类、"燥降收"类、"寒沉藏"类和"湿化成"类，分别对应春、夏、秋、冬和长夏。

这里所说的长夏，可以理解为每一季的后十八日。《脾胃论》中说："五行相生，木火土金水，循环无端，唯脾无正行，于四季之末各旺一十八日，以生四脏。"

举例来说，麻黄、防风、柴胡、薄荷属"风升生"类，附子、干姜、肉桂、吴茱萸属"热浮长"类，茯苓、白芍、麦冬、枳实属"燥降收"类，大黄、黄连、知母、生地黄属"寒沉藏"类，黄芪、人参、白术、甘草属"湿化成"类。

清代医家俞震在《古今医案按》中谈到《名医类案》中内伤门时说："诸案皆以脉为辨，大抵内伤之脉，皆虚大无力，或微数无力。其药不外补中益气汤，甘温为主。有风寒，加入表药；有停滞，加入消导；有火，亦加入一二味凉药，无他奇巧。"

这仍然是站在脏腑辨证的高度看待问题。李东垣的内伤学说是有"奇巧"的，"奇巧"之处就是升浮降沉。

阅读一则案例：

予病脾胃久衰，视听半失，此阴乘阳，而上气短，精神不足，且脉弦，皆阳气衰弱，伏匿于阴中故耳。

癸卯岁六七月间，淫雨阴寒，逾月不止，时人多病泻痢，乃湿多成五泄故也。一日，体重肢节疼痛，大便泄并下者三，而小便闭塞。默思《内经》有云：在下者，引而竭之，是先利小便也。又治诸泻而小便不利者，先分利之。又云：治湿不利小便，非其治也。法当利其小便，必用淡渗之剂以利之，是其法也。噫！圣人之法，虽布在方策，其不尽者，可以意求。

今客邪寒湿之胜，自外入里而甚暴，若以淡渗之剂利之，病虽即已，是降之又降，复益其阴而重竭其阳也，则阳气愈削，而精神愈短矣，阴重强而阳重衰也。兹以升阳之药，是为宜耳。羌活、独活、升麻各一钱，防风半钱，炙甘草半钱。同㕮咀，水四盏，煎至一盏，去渣，热服，一服乃愈。

大法云：寒湿之胜，助风以平之。又曰：下者举之。此得阳气升腾故愈，是因曲而为之直也。夫圣人之法，可以类推，举一则可以知百矣。

这是李东垣在《内外伤辨惑论》中记载的一则自治案。《脾胃论》中也载有该案，文字稍有出入。

我们可以这样思考这则案例：

平素即脾胃虚弱，阳气不得升浮，浊阴不得降沉，精神不足、气短、耳不聪、目不明。值长夏时节，阴雨连绵，寒湿外侵，病发泄泻伴身重肢疼、小便短少。

怎么治？

用藿香正气散和中化湿散寒，或用平胃散燥湿运脾止泻，或用五苓散分清别浊止泻，或用胃苓汤燥湿利水止泻，或用理中汤温中补中止泻，甚或用参苓白术散健脾渗湿止泻……

可以吗？

上述用方都属于脏腑补泻用药法。可以肯定，上述用方都可以见效，都可以使泄泻止。只是有见效快慢的差别和泄泻止后后续治疗的不同。

李东垣是怎么治疗的？

可以梳理李东垣的辨治思路如下：

本病是内伤病还是外感病？

是内伤病基础上的外感病。

先治外感还是先治内伤？

先治外感，顾及内伤。也就是说祛邪为先，不伤脏腑（正气）。

邪属寒湿。治疗寒湿，选用淡渗利湿？苦温燥湿？芳香化湿？还是辛温胜湿？

素体脾胃虚弱，阳气不得升浮，使用祛邪药时要顾及阳气升浮不足。淡渗利湿、苦温燥湿都有损阳气升浮，故不宜取用。尤其是淡渗利湿，降沉之品，直损阳气升浮，即使用后小便利、泄泻止，视听半失、精神短少都会较前加重，绝不可取。芳香化湿、辛温胜湿都有助于阳气升浮，考虑到寒湿从外而入，还使寒湿从外而出，故首选辛温胜湿。这样，寒湿去，泄泻止，阳气升浮也不受损。

处方：羌活、独活、柴胡、升麻各一钱，防风半钱，炙甘草半钱。

李东垣所用的是升降浮沉补泻用药法。

脾胃虚弱，为什么不用人参、黄芪等补气之药？

外感加临，祛邪为先，过早使用补药会延长疗程。

一剂药共五钱，加大剂量会不会疗效更好？

加大剂量有可能会寒去湿留，也会耗伤胃气，加重精神短少。

本案中，李东垣为我们完美展现了临证明辨外感、内伤的意义，以及脏腑补泻用药法和升降浮沉补泻用药法的不同。

从本案中，我们也可以看到，中医临证，使用不同治法即使都能取效，治疗境界也有高下不同。

喻嘉言在《医门法律》中指出："下痢必从汗，先解其外，后调其内。"称之为"逆流挽舟之法"，为后世所称道。

邪从外入，使从外出。从这点上看，喻嘉言用逆流挽舟法治痢和李东垣用逆流挽舟法治泻有异曲同工之妙。只是喻嘉言只想到了祛邪外出，李东垣还考虑到了阳气升浮。

李时珍在《本草纲目》中说："一锦衣夏月饮酒达旦，病水泄，数日不止，水谷直出。服分利消导升提诸药则反剧。时珍诊之，脉浮而缓，大肠下弩，复发痔血。此因肉食生冷茶水过杂，抑遏阳气在下，木盛土衰，《素问》所谓久风成飧泄也。法当升之扬之。遂以小续命汤投之，一服而愈。昔仲景治伤寒六七日，大下后，脉沉迟，手足厥逆，咽喉不利，唾脓血，泄利不止者，用麻黄汤平其肝肺，兼升发之，即斯理也。"

仲景所用是麻黄升麻汤，内含麻黄、桂枝、甘草。

内伤生冷，升清不能，小续命汤升阳止泻的同时还有温通阳气、温散寒湿之能。

清代医家徐灵胎不理解李东垣的升降浮沉补泻用药法。他在《医贯砭》中说："利湿如何是益阴竭阳，岂湿气是阳耶？""湿而利之，是助何邪？"

清代医家尤在泾似乎明白了李东垣的升降浮沉补泻用药法。他在《医学读书记》中说："古人制方用药，一本升降浮沉之理，不拘寒热补泻之剂者，宋元以来，东垣一人而已。"

清代医家俞震在《古今医案按》中引用本案后加按语说："升阳以助春生之令，东垣开创此法，故群推为内伤圣手。向来医学十三科，有脾胃一科，谓调其脾胃而诸病自愈。今已失传，虽读《脾胃论》，不能用也。"

第三讲：从四君子汤到补中益气汤
——谈补中益气汤方证

当代学者何绍奇在《读书析疑与临证得失》一书中记载了一则医案：

"20 余年前，有工人张某携女求诊，于偶然间发现其女左眼珠上有一芝麻大小之凹陷，不知何病？观之，乃角膜溃疡。然素无经验，以此见辞，又碍于面子，乃勉力开出一清热解毒方，杂以眼科套药菊花、蒙花之类，服数剂，无寸效。其人旁延眼科王汝顺先生诊治，王为处补中益气汤 10 剂。其时我年轻气盛，想溃疡乃炎症所致，安可用补？颇不以为然。不意服完 10 剂药后，溃疡竟愈。乃俯首心折求教于王。王说："溃疡云云，我所不知，我但知'陷者升之'四字而已。"

陷者升之，补中益气汤。

李东垣是怎么制订出补中益气汤方的？

或者说，补中益气汤是如何产生的？

补中益气汤治疗中焦虚，是小建中汤的衍生方？

补中益气汤治疗少阳春升不及，是小柴胡汤的衍生方？

读《脾胃论》，我们可以寻找出补中益气汤产生的脉络。

李东垣临证，跟老师张元素学习，早期所使用的是脏腑辨证补泻用药法。治疗脾胃病变，常用平胃散、黄芪建中汤、四君子汤、四物汤、五苓散等方加减。李东垣在《脾胃论》中说："予平昔调理脾胃虚弱，于此五药中加减，如五脏证中互显一二证，各对证加药无不验。"

"五药"，即平胃散等五方。在使用这五方加减中，其中有一个常用的加减法是"气短、小便利者，四君子汤中去茯苓，加黄芪以补之"。

尽管"无不验"，但这样临证日久，李东垣逐渐发现有部分患者不能完全治愈，或者病证容易反复，"然终不能使人完复。"

于是，李东垣开始思考，为什么不能"使人完复"？

问题提出，如何解决问题？

学习。从经典中找答案。

"是以检讨《素问》《难经》《黄帝针经》中说脾胃不足之源，乃阳气不足，阴气有余，当从六气不足、升降浮沉法，随证用药治之。盖脾胃不足，不同余脏，无定体故也。其治肝心肺肾有余不足，或补或泻，唯益脾胃之药为切。"

通过对《内经》《难经》的学习，李东垣明白了部分患者不应该用脏腑辨证补泻用药法治疗，而应该用升降浮沉补泻用药法治疗。"法虽依证加减，执方疗病，不依《素问》法度耳。""依《素问》法度"，即"从六气不足、升降浮沉法，随证用药治之"。

针对脾胃不足，从脏腑辨证补泻用药法考虑，当补益脾胃，可选用四君子汤治疗。"气短、小便利者"，用四君子汤去茯苓加黄芪治疗。从升降浮沉补泻用药法考虑，在补益脾胃的同时，当升发阳气，在四君子汤去茯苓加黄芪的基础上加升麻"行春升之令"，加柴胡"引清气行少阳之气上升"。

这样，就组成了一张6味药的方剂：黄芪、人参、白术、炙甘草、升麻、柴胡。补中益气汤方的前身应该是这六味药。

可能，李东垣在使用这一六味药方时，逐渐发现部分患者服用后会出现胸膈痞闷或"上火"的表现。

为什么会出现胸膈痞闷或"上火"的表现？

中焦清气要上升，需要中、上焦气血畅通。中、上焦气血不畅，补中升清容易壅气致胸膈痞闷或"上火"。于是，李东垣在这六味药的基础上，即黄芪、人参、白术、炙甘草补中，升麻、柴胡升清，在此补中、升清的基础上，佐用了橘皮"导气"和当归身"和血脉"，气血和畅，有助于补中、升清。这样，就组成了我们所见到的8味药的补中益气汤方。

《内外伤辨惑论》中补中益气汤组成：黄芪（劳役病热甚者一钱）、甘草（炙），以上各五分，人参（去芦）、升麻、柴胡、橘皮、当归身（酒洗）、白术，以上各三分。

用法："上件㕮咀，都作一服，水二盏，煎至一盏，去渣，早饭后温服。如伤之重者，二服而愈，量轻重治之。"

近代医家冉雪峰在谈到调中益气汤时说："调甘药以益其中气，借散药以升其清阳，庶正气沛充，体工恢复，东垣生平得力在此。""以补为升之本，以升妙补之用。"

这一认识移用于补中益气汤同样合适。

清代医家费伯雄在《医醇賸义》中因于"世之学东垣者，不辨阴阳虚实，虽阴虚发热及上实下虚者，动辄升、柴，祸不旋踵矣。"自制和中养胃汤，"以明宗东垣者，当师其意云。"

和中养胃汤：黄芪二钱，人参一钱，茯苓二钱，白术一钱，甘草四分，当归二钱，料豆四钱，柴胡一钱，薄荷一钱，广皮一钱，砂仁一钱，苡仁四钱，枣二枚，姜三片。

补中益气汤去升麻加薄荷、茯苓、薏苡仁、砂仁、料豆。

费伯雄不明白补中益气汤，不明白升降浮沉补泻用药法。

四君子汤出自宋代《太平惠民和剂局方》，补中益气汤源自四君子汤。

四君子汤是脏腑辨证补泻用药法的产物，补中益气汤是升降浮沉补泻用药法的产物。

补中益气汤治疗什么证呢？

或者说补中益气汤证有什么表现呢？

《内外伤辨惑论》中，补中益气汤主治证是："脾胃之证，始得之则气高而喘，身热而烦，其脉洪大而头痛，或渴不止，皮肤不任风寒而生寒热。"

症见发热、心烦、喘息、头痛、口渴、脉洪大等，"与阳明中热白虎汤证相似"。

这就是后世医家所说的补中益气汤可以"甘温除大热"。

在治疗"大热"上，补中益气汤证和白虎汤证如何区别呢？

白虎汤证气息粗壮，下午病增，脉有力；补中益气汤证气息短促，下午病减，脉沉取无力。"此证脾胃大虚，元气不足，口鼻中气皆短促而上喘，至日转以后，是阳明得时之际，病必少减。"

补中益气汤只是治疗这一"大热"证吗？

不是。李东垣在书中这样行文只是为了说理，为了说明内伤脾胃病变之理。他不是在讲方证，是在讲理论，方药是为明理服务的。

事实上，补中益气汤是治疗内伤中"劳倦伤"的基础用方。李东垣通过"随症加减"和"随时加减"广泛应用于内伤病的诸多病证中。可以说，学习、掌握补中益气汤方证，关键点并不在方证本身上，而在于方证背后的理论上。

《兰室秘藏》中载一案："一妇人经候凝结，黑血成块，左厢有血瘕，水泄不止，谷有时不化，后血块暴下，并水俱作，是前后二阴有形血脱竭于下。既久经候犹不调，水泄日见三两行，食罢烦心，饮食减少，甚至瘦弱。"

一女性患者，月经不调，时有崩漏，纳少、泄泻、体瘦。李东垣是怎么治疗的呢？

李东垣说，"先理胃气，人之身内胃气为宝。"

处方："柴胡、升麻各五分，炙甘草、当归身、陈皮各一钱，人参、炒神曲各一钱五分，黄芪二钱，白术三钱，生黄芩少许。"

补中益气汤加减。补中益气汤加炒神曲、生黄芩。

本案，补中益气汤加减所治疗的是内伤脾胃、清阳下陷引起的崩漏、泄泻等症，与"大热"无关。

明代医家薛己在《内科摘要》中归纳补中益气汤主治有 11 条：治中气不足，肢体倦怠，口干发热，饮食无味。或饮食失节，劳倦身热，脉洪大而虚。或头痛恶寒，自汗。或气高而喘，身热而烦。或脉微细，软弱自汗，体倦少食。或中气虚弱而不能摄血。或饮食劳倦而患疟痢。或疟痢因脾胃虚而不能愈。或元气虚弱，感冒风寒，不胜发表，宜用此代之。或入房而后感冒。或感冒而后入房，亦用前汤，急加附子，或泻痢腹痛，急用附子理中汤。

当然，这仅仅是归纳出用于内科病中的主治范围，尚不包括用于外科病、用于五官科病等。如前面何绍奇案中，陷者升之用补中益气汤，是治疗眼病。

重在明白方治之理，而不在于掌握主治病证有多少。

还有，陷者升之用补中益气汤，也是需要明白其中道理，临证仍需圆活变通。

王某，男，2 岁。

1976 年 8 月初诊：患儿母亲代诉：半年前发现小儿大便后脱

肛，经热敷及揉按可送回。近两月来，便后脱肛虽经热敷及揉按，仍不能送回，送回即脱出。已服"补中益气汤"二十余剂，未见疗效。患儿汗多，烦躁，身热，口渴，小便黄赤，大便微溏。现患儿精神欠活泼，苔黄白相兼，指纹淡红。

脱肛为中气下陷之证，此患儿脱肛已半年，经中医诊为中气下陷而服补中益气汤二十余剂仍未见效，何故？综合其症状、指纹、舌苔分析，应属脾胃气虚，中气下陷之证无误，但其时正值炎热夏季，口渴多饮，暑湿相兼，更伤中气，故考虑用清暑益气汤，清热解暑、和中燥湿：

泡参 10g	黄芪 12g	白术 6g	苍术 3g
泽泻 6g	神曲 10g	青皮 6g	陈皮 9g
甘草 3g	麦冬 12g	五味子 3g	当归 6g
黄柏 6g	升麻 6g	葛根 6g	生姜 3g
大枣 6g			

服二剂而脱肛止，续服二剂而疗效巩固。

这是《成都中医学院老中医医案选 第 2 集》中冉品珍教授的一则医案。

陷者升之，用补中益气汤无效，用清暑益气汤愈。当然，清暑益气汤也可以看作补中益气汤的加减方。

清代医家吴鞠通在《医医病书》中说："……或者东垣欲立补中益气汤，独创一门，必没杀仲景之建中法，故力砭桂枝也。"

补中益气汤（法）可代建中法？

两法都治中虚。补中益气汤（法）在补中的基础上重在恢复升降；建中法在补中的基础上重在调和肝脾。

或问：补中益气汤是东垣学说的代表方剂吗？

之所以提出这一问题，理由有二：一是东垣内伤学说三大治法中，补中益气汤只体现了补中、升清两法，而并未体现泻阴火一法；二是李东垣代表性著作《脾胃论》中的第一方并不是补中益气汤。

回答是肯定的，补中益气汤是东垣学说的代表方剂。理由也有二：一是东垣学说的最大成就是内伤学说，内伤学说的主要代表性著作是《内外伤辨惑论》，《内外伤辨惑论》中的第一方是补中益气汤；二是《内外伤辨惑论》在论述饮食劳倦内伤"与外感风寒所得之证颇同而理异"之后，谈到治法时说："唯当以甘温之剂，补其中，升其阳，甘寒以泻其火则愈。"所出方剂正是补中益气汤。李东垣著作中能体现补中、升清（升阳）、泻阴火三大治法的方剂都可以看作补中益气汤的加减方。

当然，补中益气汤确实是由补中和升清（升阳）两组药组成，缺少"甘寒以泻其火"的药物。

日本医家北山友松著有《医方考绳愆》一书。书中调中益气汤方后有如下一段文字："谨按：此一方盖东垣授自易水脾胃一科之秘方也。历观方书，调理脾胃之药无有出其右者也。其补中益气汤者，乃因壬辰改元，京师戒严，民大惊恐，元气下溜，受围之间，劳役粗食，因此胃气大伤，病者多似外感之候而实内伤也。故去苍术、黄柏下气之物，而加白术、当归纯和之品，专补脾胃之气与血矣。本方调中云者，大有妙义存焉。《经》曰：足太阴者脾也，其脉实胃、属脾、络咽，故太阴为之行气于三阴。阳明表也，五脏六腑之海也，亦为之行气于三阳。脏府各因其经而受气于阳明，故脾者为胃行其津液。又曰：足阳明脉从头走至足，足太阴脉从足上入腹。又曰：阳脉上行极而下，阴脉下行极而上。今夫方中苍术带黄柏从上而下行至足，升麻与柴胡从下而上行至头，而辅弼黄芪、人参、甘草三品保元之神物而下而上也。乃陈皮者，行气于太阴、阳明之间，不使停滞，则营卫之气能健运而不息矣。合此八种，能调一身之正气，益脾胃之冲和，故曰调中益气汤耳。"

读《兰室秘藏》，开卷便是"饮食劳倦门"，第一方不是补中益气汤，而是调中益气汤。

调中益气汤药物组成：补中益气汤去白术、当归，加苍术、黄柏。

这段文字似乎给读者传递了两个信息：一是调中益气汤是基于脾胃的一张调气之方；二是补中益气汤是由调中益气汤化裁而来。

对于第一点，需要我们在临床中体会。补中益气汤、调中益气汤，都是治气之方，甚至可以说，都是治气郁之方，只不过这种气郁是由气虚引起。《医方集解》中，补中益气汤被列于"理气门"

第一方。

对于第二点，似乎我们不会认同，我们还是认为补中益气汤是主方，加减化裁出调中益气汤。

罗天益在整理成书《兰室秘藏》时，是有意把调中益气汤作为书中第一方？

有没有这么一种可能：从《内外伤辨惑论》的补中益气汤到《兰室秘藏》的调中益气汤，是李东垣内伤学说的一个完善过程？

第四讲：口疮因于阴火

——谈阴火学说

一女性患者，45岁。患者平素纳少体瘦，精神欠佳，不耐劳作，大便溏泄。近3个月反复出现口舌生疮，影响进食，伴见心烦。口干不喜多饮，大便不实。舌质偏淡，疮面稍红，舌苔薄白，脉细缓。

本案当如何辨治？

口疮疼痛，疮面稍红，当属有"火"。

该如何辨"火"呢？

病程较长、反复发作，当为内生之火，不考虑外感。

内生之火中，舌质不红，大便不干，脉象不盛，可除外实火；舌质不红，舌苔不腻，可除外湿热；舌质不红，舌苔不少，脉不细数，也无明显阴虚症状，可除外虚火。结合纳少体瘦、精神欠佳、大便不实、脉细缓等脾胃气虚的表现，可辨为脾胃气虚、升清不足、阴火内生。

治疗当用补中升清，兼泻阴火，用补中益气汤加减。

处方：红参 6g，炙黄芪 15g，炒白术 9g，当归 9g，陈皮 9g，升麻 3g，柴胡 3g，炒鸡内金 15g，黄连 6g，炙甘草 3g。3 剂，水冲服，日 1 剂。

本方服用 3 剂，口疮疼痛缓解。原方去黄连继续补中升清，有口疮发作时临时加用黄连，调治 3 月余，口疮极少发生，体质明显增强。

方中用补中益气汤补中升清，加炒鸡内金开胃健脾，加黄连清泻阴火。

或问：气虚应该生寒，气虚体质易发寒证，补气药往往和温里药合用。怎么气虚生热了呢？怎么补气药和清热药并用呢？

这里，涉及李东垣创立的阴火学说。

什么是阴火？阴火是怎么产生的？阴火该怎么治疗？

李东垣之后，历代医家众说纷纭，莫衷一是。

《内外伤辨惑论·卷上》，开篇第一段中提到："既脾胃有伤，则中气不足，中气不足，则六腑阳气皆绝于外……唯阴火独旺，上乘阳分，故营卫失守，诸病生焉。"

从这段文字中可以读出：脾胃气虚，阳气升浮不足，可引起阴火独旺。气虚之处，也是阴火之所。

《内外伤辨惑论·卷上》中又说："是热也，非表伤寒邪皮毛间发热也，乃肾间受脾胃下流之湿气，闭塞其下，致阴火上冲，作蒸蒸而燥热，上彻头顶，傍彻皮毛，浑身燥热……"

从这段文字中可以读出：阴火是由气机闭塞而产生的，阴火从里达外而弥漫周身。

《内外伤辨惑论·卷中》提到"火与元气不能两立，一胜则一负"，这一认识即气虚之处也是阴火之所，较好理解。而难于理解的是"卷中"的这一段文字："既脾胃虚衰，元气不足，而心火独盛。心火者，阴火也，起于下焦，其系系于心，心不主令，相火代之。相火，下焦胞络之火，元气之贼也。"

阴火是心火还是相火？起于中焦，还是起于上焦、下焦？

难于理解。如果从字面直译，是无法理出一个对阴火的确切认识的。

我们不妨这样来理解这段文字中的几个关键词：脾胃，是升浮降沉的枢纽和动力；心，是升浮降沉中的浮；下焦是升浮降沉中的沉；阴火，在五行中属火应心，即心火。

进一步理解"心火者，阴火也"，只是说阴火在五行中属火，不需要牵扯到上焦心；"起于下焦"，可以理解为缘于气机的降沉，起于闭塞，不需要牵扯到肾；"心不主令"，可以理解为升浮的不足。

尽管这样理解似乎仍然不太顺畅，但可以初步理出个阴火概念的轮廓来：在内伤脾胃的基础上，阳气升浮不足，气机闭塞，化生阴火。

李东垣在《脾胃论·卷中》中专门写有一节内容为"饮食劳倦所伤始为热中论"，文中指出："脾胃之证，始得则热中。"热中有什么临床表现呢？"故脾证始得，则气高而喘，身热而烦，其脉洪大而头痛，或渴不止，其皮肤不任风寒而生寒热。"应该如何治疗呢？"唯当以辛甘温之剂，补其中而升其阳，甘寒以泻其火则愈矣。"用方为补中益气汤加减。

毫无疑问，补中益气汤及其方后的加减法，可以体现李东垣脾胃内伤学说的总的治法：补中、升清、泻阴火。"热中"，是补中益气汤的主治证。

那么，解读"热中"形成的机理，就成为解读李东垣阴火学说的关键一点。

李东垣创立新说往往是有经典理论支持的。

李东垣对热中的认识来源于《内经》，文中主要引用了《素问·调经论》中的两段话以作佐证。第一段是："血并于阳，气并于阴，乃为炅中。血并于上，气并于下，心烦善怒。"这里"炅中"即热中，"并"解释为偏胜，"阴""阳"解作表里。从李东垣引用的这句经文中我们可以这样认为，李东垣笔下的"热中"产生的原因是"气并于阴"，也就是气偏胜于内。而"内伤脾胃，乃伤其气"，饮食劳倦所伤脾胃，怎么可能是气偏胜于内呢？再从前文对脾证始得诸症机理的解释中可以看到，"脾胃之气下流，使谷气不得升浮，是春升之令不行"。前后对参，我们会发现，李东垣这儿说的气偏胜于内是指阳气不得升浮外达，是相对阳气不达的"外"而言偏胜的，并非绝对偏胜。进一步推导，阳气不得升浮外达的原因是饮食劳倦损伤脾胃，似也顺理成章。

气偏胜于内，似乎还没有说清"热中"的"热"的产生机理。

李东垣紧接着又引用了一段话："有所劳倦，形气衰少，谷气不盛，上焦不行，下脘不通，胃气热，热气熏胸中，故曰内热。"这句话是岐伯回答黄帝的话，黄帝的问题是："阴虚生内热奈何？"也就是说，这儿的热是"阴虚生内热"，其机理是劳倦损耗形气，加之饮食不及，水谷精气不能充盛，上焦之气不能宣发，下脘（有版本校正为"下焦"）之气不能通调，中焦郁滞生热，热气上熏胸中。前后对参，热气上熏胸中即"阴火上冲"。由于火的形成涉及三焦，因此有心火、相火、包络之火等的不同表述，但热的形成主要源于中焦气虚。中焦气实则无热，气虚则有热。气虚一分，热即多一分。因此李东垣说"火与元气不两立，一胜则一负。脾胃气虚，则下流于肾，阴火得以乘其土位"（下流于肾可理解为与"谷气不得升浮"同义）。

综上所说，李东垣笔下的"阴火"可以从"热中"的形成作解：阴火的病因是饮食劳倦损伤中焦脾胃之气，病机是中焦脾胃之气不足，不能升浮外达，以中焦为中心的上、中、下三焦气机郁滞化火。治疗以补气、升清为主，兼以泻火。

当然，李东垣内伤学说中的阴火，主要指郁滞之火，也不除外脾胃气虚基础上寒温不调所致的外来之火、七情内伤所致的五志之火以及阴血不足所致的内生虚火等。治疗时，辛凉、苦寒、甘寒甚至咸寒药物都有可能被选用，都可以看作泻阴火药，但这些泻阴火药多是在补中升清的基础上加用。

身热，手心热，少力神倦，濇利脉濡。此脾阳下陷，阴火上乘。甘温能除大热，正为此等证设也。

补中益气汤　加鳖甲

这是《增评柳选四家医案》中曹仁伯的一则案例。

少力神倦、溏利脉濡为"脾阳下陷"之征，身热、手心热为"阴火上乘"之象。案中泻阴火加用鳖甲。

明代医家张景岳不理解李东垣所说的阴火。《景岳全书》中说："何不曰寒与元气不两立，而反云火与元气不两立乎？""人参、黄芪、白术、甘草除气虚气脱阳分散失之火。"

不理解阴火缘于不理解李东垣内伤学说。人参、黄芪、白术、甘草配伍升麻、柴胡升散之品，是治疗气虚基础上的郁滞之火，而非"阳分散失之火"。

第五讲：小大不利需要升补
——谈基于"明理"的金元医学

一位 79 岁老人，患"帕金森病"多年，体瘦气弱，走路不稳，除了看病从不出门，较长时间服用温补类中药调治。"新冠"疫情期间，老人的儿子微信上发来病情：

"我爸这两周以来的情况是尿不出来，白天就是嘀嗒一点，晚上偶尔能排一次尿，也很艰难，憋得难受。大便三天一次。家里停暖气以后其实挺冷的，19℃左右，但是他穿上薄秋衣，也不知冷热。盖着薄被子就开始出汗，出来又感觉是冷汗，一天出好几身汗，特别是腋窝和腿弯、臂弯处出汗多。体温正常。"

发来舌象，舌质淡嫩，苔心连及根部白腻。未诊脉象。

本案当如何辨治？

主症小便不利，《内经》里面称"癃"或"癃闭"。通常我们会想到《内经》里面的一句话："小大不利治其标，小大利治其本。"

治其标如何治？

通利小便。

如何通利?

助膀胱气化。用猪苓汤? 肾气丸? 五苓散? 真武汤?

调畅三焦水道。用大柴胡汤? 小柴胡汤?

如果用中西医结合思维,是不是该考虑前列腺病变? 用桂枝茯苓丸? 桃核承气汤?

《诸病源候论》中说:"小便不通,由膀胱与肾俱有热故也。"

本案有热吗? 气分热还是血分热?

也许有人说,这不就是气虚癃闭嘛,《内经》中早就说了,"中气不足,溲便为之变。"用补中益气汤治疗。

没错,应该是气虚癃闭,应该用补中益气汤治疗。

只是,我们在辨证与处方时仍需斟酌:

老人体瘦气弱、走路不稳,气虚明显。但小便不通是突发情况,辨证与处方时该如何对待这一在气虚基础上的突发情况? 突发意味着正虚加重还是邪实?

老人气虚较甚,理应喜暖畏寒,为什么他不喜多穿衣、盖厚被? 是有阴虚虚火吗? 还是有气虚阴火? 处方时需要考虑吗?

大便三天一次,需要考虑通畅大便吗?

……

当时开了这么一张处方:党参 15g,炙黄芪 18g,生白术 30g,当归 9g,陈皮 9g,升麻 3g,柴胡 3g,瓜蒌 24g,泽泻 24g,炒鸡内金 18g,牡丹皮 15g,炙甘草 3g。7 剂,水煎服,日 1 剂。

服第 1 剂即见效，7 剂服完，大、小便顺畅。

这张处方实际上是补中益气汤合枳术丸的加减方。之所以合枳术丸，还是考虑到了大便不太通畅的问题，用较大剂量的白术配伍鸡内金、瓜蒌通畅腑气。

加泽泻，考虑到了通利小便。李东垣在补中益气汤方后加减中即有"如淋，加泽泻"一语。金元时代，淋病和癃病是不分的，明代之后，淋和癃才分开成各自独立的病变。

加牡丹皮，还是考虑到了气虚阴火。并没有考虑阴虚的问题。

实际上，本案就是在脾胃气虚的基础上出现了升清降浊的失常，治疗时需要在补益脾胃气虚的同时辅以升清与降浊。

应该说，本案的辨治并不复杂。那，为什么我们要讨论这么多呢？

主要在于明理。

本案的难点在于明理，以及在明理基础上的对治法、方药的斟酌。

这种明理和斟酌似乎与"有是证，用是方"式的直接对应有所不同。

尽管《内经》中大量的文字在说理，但在临床实践中，从《伤寒论》到《千金方》(《备急千金要方》，下同)，在比较漫长的时间里，中医临床学传承的主体主要是方与证，说理往往是配角。大量的说理进入中医临床学且占据主导位置，是从金元医学开始的。这也就是后人所说的中医学唐宋之前重"术"，金元医学重"理"。

吴鞠通在《医医病书》中有《医以明理为要论》。论中指出："医之为学，明道之一端……按《内经》以明理为要，方止有七。越人《难经》亦以明理为要，并无方药。自唐以后，竟尚方术，遂有《千金方》《肘后方》，各家本草、方书，汗牛充栋，而医道大坏。不明理者用毒药，如未能操刀而使割，以致杀人无算。有宋起而救之，不明明理为要，乃有《和剂局方》之设。医道至此，坏而愈坏矣。盖以方救方，如以火救火，不至于燎原不止也……故医必以明理为要。《中庸》谓明善而后可以诚身，择善而后可以固执也。"

方术不一定使医道大坏，但"明理"确是《局方》之后金元医学的特质。

罗天益在《兰室秘藏·序》中写道："吾师尝云：至微者，理也；至著者，象也。体用一源，显微无间，得其理则象可得而推矣。"

"得其理则象可得而推矣。"在理与象中，理为主。上案中，无论是体瘦、气短，还是大、小便不通，都是象，关键在于明白象背后的理。

这一点，对于我们学习《内外伤辨惑论》、学习内伤学说、学习金元医学，至关重要。

朱丹溪在《格致余论》中写道："予事老母，固有愧于古者。

然母年逾七旬，素多痰饮，至此不作，节养有道，自谓有术。只因大便燥结，时以新牛乳、猪脂和糜粥中进之。虽以暂时滑利，终是腻物积多，次年夏时郁为黏痰，发为胁疮。连日作楚，寐兴陨获。为之子者，置身无地。因此，苦思而得节养之说。时进参、术等补胃、补血之药，随天令加减，遂得大腑不燥，面色莹洁。虽觉瘦弱，终是无病。老境得安，职此之由也。因成一方，用参、术为君，牛膝、芍药为臣，陈皮、茯苓为佐。春加川芎，夏加五味、黄芩、麦门冬，冬加当归身，倍生姜。一日或一帖或二帖，听其小水才觉短少，便进此药，小水之长如旧，即是却病捷法。"

老人便秘，治以滑利，还是治以参、术，尽管也离不开对证，但主要在于明理。

以"金元四大家"为代表的金元医学，在其大量的著作中，方并不是固定的，方只是例举方，只是为了说明其理论而出，并不强调方证的规范。

刘河间在《素问玄机原病式》中写到："且如一切怫热郁结者，不必止以辛甘热药能开发也，如石膏、滑石、甘草、葱、豉之类寒药，皆能开发郁结。以其本热，故得寒则散也。""如世以甘草、滑石、葱、豉寒药发散甚妙。是以甘草甘能缓急，湿能润燥；滑石淡能利窍，滑能通利；葱辛甘微寒；豉咸寒润燥。皆散结、缓急、润燥、除热之物。因热服之，因热而玄府郁结宣通，而怫热无由再作，病势虽甚而不得顿愈者，亦获小效而无加害尔。此方散结，无问上下中外，但有益而无损矣。散结之方，何必辛热而已耶！"

这一类文字，似乎在说药，似乎在说方，实则方与药并不是主要的，主要的是在说理。

当然，以 8 味药组成的补中益气汤，也只是李东垣笔下的例举方之一，临床上更多时候需要在明理的基础上加减使用。

第六讲：脉象可别内伤外感？
——辨脉也需"明理"

吴九宜先生，每早晨腹痛泄泻者半年，粪色青，腹膨脝，人皆认为脾肾泄也。为灸关元三十壮，服补脾肾之药皆不效。自亦知医，谓其尺寸俱无脉，唯两关沉滑，大以为忧，以人言泄久而六脉将绝也。予为诊之曰：君无忧，此中焦食积痰泄也，积胶于中，故尺寸脉隐伏不见。法当下去其积，诸公用补，谬矣！渠谓：敢下耶？予曰：何伤。《素问》云：有故无殒亦无殒也。若不乘时，久则元气愈弱，再下难矣。以丹溪保和丸二钱，加备急丸三粒，五更服之，已刻下稠积半桶，胀痛随愈。次日六脉齐见。再以东垣木香化滞汤，调理而安。渠称谢言曰：人皆谓六脉将绝为虚极，公独见之真而下之，由公究理深邃，故见之行事，著之谈论，皆自理学中来，他人何敢望其后尘！

这是《孙文垣医案》中的一则医案。

腹痛、腹泻半年，脉尺、寸几无，两关沉取见滑。如解读脉象为六脉将绝，唯两关尚存，则为大虚证，当大补；如解读脉象为关脉沉滑为中焦积滞，寸、尺不见为郁滞不出，则为大实证，当大泻。

同一脉象，可以解读出两种截然不同的结论。可见，辨脉也需要明理。

李东垣立论，从"辨阴证阳证"开始，即从分辨内伤、外感入手。

临床中，如何分辨内伤、外感呢？

李东垣说，从脉象辨别。《内外伤辨惑论·卷上》中有专门讨论脉象的"辨脉"这一部分内容。

李东垣首先肯定人迎脉大于气口脉为外伤，气口脉大于人迎脉为内伤。"古人以脉上辨内外伤于人迎气口，人迎脉大于气口为外伤，气口脉大于人迎脉为内伤。此辨固是……"

什么是人迎脉？什么是气口脉？

《内经》中说，人迎是结喉两旁足阳明动脉，气口是双手之上手太阴动脉。李东垣这里所说的人迎脉、气口脉与《内经》中所说的并不是同一概念。

《脉经》中说："关前一分，人命之立。左为人迎，右为气口。"《脉诀指掌》中说："察脉必以人迎、气口分内外伤之因者，乃学诊脉之要道也。""右手关前一分为气口者，以候人之脏气郁发与气兼并，过与不及。乘克传变，必见于脉者，以食气入胃，淫精于脉，脉皆自胃气出，故候于气口。""左手关前一分为人迎者，以候天之寒暑燥湿风火中伤于人，其邪自经络而入，以迎纳之，故曰人迎。"

李东垣所说的人迎、气口，同《脉经》中所言，是指左、右关前一分。

清代医家汪燕亭在《聊复集》中说："所谓关前一分者，寸、关、尺每部各有三分，三部合计，共得九分。每部三分者，前一分，中一分，后一分也。关前一分，仍在关上，但在前之一分耳，非以左寸为人迎，右寸为气口也。"

李东垣进一步说："外感寒邪，则独左寸人迎脉浮紧，按之洪大。""外感风邪，则人迎脉缓，而大于气口一倍，或二倍、三倍。""内伤饮食，则右寸气口脉大于人迎一倍，伤之重者，过在少阴则两倍，太阴则三倍。""饮食不节，劳役过甚……气口脉急大而涩数，时一代而涩也。""若不甚劳役，唯右关脾脉大而数……""宿食不消，则独右关脉沉而滑。"等等。

李东垣夹叙夹议写了"辨脉"一节，中心思想是人迎脉见异常是外感（主要指外感风寒），气口脉见异常是内伤（主要指内伤脾胃）。在此基础上，进一步根据具体脉象分析外感或内伤的病变机理。

气口脉大于人迎脉容易被临床医生泛化为右脉大于左脉。右脉大于左脉一定是内伤吗？

不一定。李东垣这里只是相对外感寒邪而讨论的。如吴鞠通在《温病条辨·上焦篇》在写到暑温时说："形似伤寒，但右脉洪大而数，左脉反小于右，口渴甚，面赤，汗大出者，名曰暑温。""脉洪大而数，甚则芤，对伤寒之脉浮紧而言也。独见于右手者，对伤寒之左脉大而言也……"

这里右脉大于左脉，是新感温病，是白虎汤证或者白虎加人参汤证。

李东垣说，分辨外感、内伤，只依据辨脉就足够了："以此辨之，岂不明白易见乎？"那为什么还要从症状方面辨别呢？"但恐山野间卒无医者，何以诊候，故复说病证以辨之。"

李东垣如此看重辨脉，但有意思的是，在我们所见到的李东垣的医案中，绝少有脉象的记录。为什么？

唯一的解释是，李东垣在说理，以脉说理，"辨脉"也是在说理。任何一种脉象，必须通过"理"，脉象之理，才能和病证对接。脉与证，绝对不是一种单一的、机械的对应。文字中说脉是在说理，临床中辨脉需要明理。

从"脉理"的角度去学习李东垣的"辨脉"，似乎就不觉得生涩和无趣了。

我们再以《内外伤辨惑论·卷中》的内容为例，补中益气汤方证的脉象是"脉洪大"，清暑益气汤方证的脉象是"脉中得洪缓""或加之以迟"，升阳益胃汤方证和沉香温胃丸方证都没有脉象的描述。至于论中其他方证，如羌活胜湿汤方证、升阳散火汤方证、朱砂安神丸方证、白术和胃丸方证、厚朴温中汤方证等，这些我们所熟悉的方证，都没有脉象的描述。只有当归补血汤方证描述为"其脉洪大而虚，重按全无"。

李东垣在行文中为什么要这样"处理"脉象呢？

李东垣的所有文字、所有方证都在说理。说理的方与证不是固定的，因此也不可能有固定的脉象。这一点与经方方证是有区别的。即使方证中出现脉象的描述，也不一定该方证必见该脉象，这一脉象的出现是为解读这一方证之理而出现的。例如，补中益气汤方证的脉象是"脉洪大"，"脉洪大"只是说明该方证中有"阴火"，阴火内生可致脉洪大。阴火越盛，脉洪大越明显。反之，没有阴火，也就没有洪大之脉。

补中益气汤可以治疗脉不洪大的症状吗？当然可以。临床上，补中益气汤所治疗的症状，更多的见到的脉象是脉细缓、脉弱等脾胃气虚、气陷见症，如有明显脉洪大，提示阴火较盛，往往需要加用清泻阴火药。

清暑益气汤方证中"脉中得洪缓"，洪脉提示热，缓脉提示湿，脉中得洪缓提示该证中有湿热之邪。当然，如热盛湿轻，则洪脉显；如湿盛热轻，则缓脉显；甚或在气虚的基础上湿盛，脉"或加之以迟"。

当归补血汤方证中"脉洪大而虚，重按全无"，只是为和白虎汤证的脉洪大而长实相鉴别而设。

没有脉象描述的方证，是不是脉象不重要呢？当然不是。病机解读脉象，脉象反映病机，临证总需四诊合参、脉证合参。明代医家盛寅在《医经秘旨》中说："问病然后察脉，以病合脉，其脉得，其病亦得。"

"以病合脉"，得病也得脉。这是诊脉"秘旨"，值得我们用心体悟。

我们再从一则医案中体会一下"脉理"的重要性。

石顽治幼科汪五符，夏月伤食，呕吐发热颅胀，自利黄水，遍体肌肉扪之如刺。六脉模糊，指下寻之似有如无，足胫不温。自认阴寒而服五积散。一服其热愈炽，昏卧不省。第三日自利不止，而时常谵语，至夜尤甚。乃舅叶阳生以为伤暑，而与香薷饮，遂头面汗出如蒸，喘促不宁，足冷下逆。歙医程郊倩以其证大热而脉息模糊，按之殊不可得，以为阳欲脱亡之候，欲猛进人参、附子。云间沈明生以为阴证断无汗出如蒸之理，脉虽虚而证大热，当用人参白虎。争持未决，取证于石顽。诊其六脉虽皆涩弱模糊，而心下按之大痛，舌上灰刺如芒，乃食填中宫，不能鼓运其脉，往往多此，当与凉膈散下之。诸医正欲藉此脱手，听余用药。一下而神思大清，脉息顿起，当知伤食之脉，虽当气口滑盛，若屡伤不已，每致涩数模糊，乃脾不消运之兆也。此证设非下夺而与参、附助其壮热，顷刻立毙。可不详慎，而妄为施治乎？

这是《张氏医通》中的一则案例。

发热，六脉模糊，按之似有如无。自己本是医生，考虑到足胫不温，急性起病，当为寒实郁闭证，自服五积散祛寒开闭；叶阳生考虑到夏月暑天，当为伤暑，暑湿郁闭，予服香薷饮开表解暑；程郊倩考虑到大热汗出，足冷喘促，当为少阴病阳气脱亡，宜进大剂人参、附子益气回阳；沈明生考虑到大热、喘促、汗出，当为阳明病热盛伤及气津，宜进白虎加人参汤清热益气存津；张石顽着眼于心下按之大痛，舌上灰刺如芒，辨为伤食腑实，用凉膈散清泻而愈。

程郊倩、沈明生都是清代著名医家。程郊倩著有《伤寒论后条辨》一书，沈明生的诸多医案被《续名医类案》一书中选载。

这则案例，在整个治疗过程中，症状有所变化，但脉象始终未变，都是六脉模糊、似有如无。辨为寒闭、伤暑，是考虑到邪气闭郁气机致模糊；辨为少阴病是考虑到阳气脱亡致脉象模糊近绝；辨为阳明病是考虑到热盛耗伤气津致脉象模糊；辨为伤食腑实，是考虑到脾不消运、邪实闭郁致脉象模糊。

同一脉象，解读不同，脉理不同，临床意义也不相同。

冉雪峰在《冉氏医话医案》中谈到霍乱时说："按霍乱分寒热两大纲，所有大吐、大泻、大汗、转筋、厥逆、肉脱、目陷、声小、皮瘪等，要皆寒热俱有，共同证象，病已造极，无论为寒、为热，均无脉可察，全重看法（古人或谓脉微欲绝不可治，予所治愈三百余例中，十之八九已无脉）。"（见《冉雪峰医著全集》）

无脉为吐泻所致，吐泻或由阴寒所致，或由阳热所致，治疗或用附子、干姜祛阴回阳，或用黄连、石膏清热解毒。辨别脉证、处方用药的过程，实则是明理立法的过程。

第七讲：内伤头痛也持续

——明辨外感、内伤需要"明理"

李东垣在《内外伤辨惑论·卷上》中专门列有"辨头痛"一节："内证头痛，有时而作，有时而止；外证头痛，常常有之，直须传入里实方罢。此又内外证之不同者也。"

通常我们认为，内伤头痛呈间歇性，外感头痛呈持续性。内伤头痛多隐痛，外感头痛可剧痛。

这样认识就可以运用于临床了吗？

我们还是看一则案例。

"杨参谋名德，字仲实，年六十一岁。壬子年二月间，患头痛不可忍，昼夜不得眠。"

61岁男性患者，"头痛不可忍，昼夜不得眠"，持续性头痛，按照东垣之说，当辨为外感头痛。

"郎中曹通甫邀余视之。其人云：近在燕京，初患头昏闷微痛，医作伤寒解之。汗出后，痛转加，复汗解，病转加而头愈痛，遂归。每过郡邑，召医用药一同。到今痛甚不得安卧，恶风寒而不喜饮食。"

前面几个医生，都是按外感头痛治疗，头痛持续且渐进性加重。

"诊其六脉弦细而微，气短而促，语言而懒。《内经》云：春气者病在头。年高气弱，清气不能上升头面，故昏闷。此病本无表邪，因发汗过多，清阳之气愈亏损，不能上荣，亦不得外固，所以头苦痛而恶风寒，气短弱而不喜食，正宜用顺气和中汤。此药升阳而补气，头痛自愈。"

持续性头痛，且痛剧，辨为内伤头痛。

"顺气和中汤：黄芪一钱半，人参一钱，甘草炙七分，白术、陈皮、当归、白芍各五分，升麻、柴胡各三分，细辛、蔓荆子、川芎各二分。上㕮咀，作一服，水二盏煎至一盏，去渣温服，食后服之。一服减半，再服痊愈。"

本方可看作补中益气汤的加减方。用补中益气汤补中气、升清阳，加白芍敛卫气，加细辛、蔓荆子、川芎风药清利头窍。剂量不大，疗效极好。

这是罗天益的一则医案，记录在《卫生宝鉴》中。

李东垣说，内伤头痛时作时止。李东垣也应该把这些辨别外感、内伤的方法教给了他的弟子罗天益。而罗天益面对杨参谋的持续性头痛，仍然辨为了内伤头痛。

陈士铎在《辨证录》中说："人有遇春而头痛者，昼夜不得休息，昏闷之极，恶风恶寒，不喜饮食，人以为中伤寒风之故，而不知非也。《内经》云：春气者，病在头。气弱之人，阳气不能随春气而上升于头，故头痛而昏闷也。凡有邪在头者，发汗以散表邪，则头痛可愈。今因气微而不能上升，是无表邪也，无邪而发汗，则虚其虚也，而清阳之气益难上升，气既不升，则阳虚而势难外卫，故恶风寒。气弱而力难中消，故憎饮食耳。治法补其阳气，则清气上升，而浊气下降，内无所怯，而外亦自固也。方用升清固外汤：黄芪三钱，人参二钱，炙甘草五分，白术三钱，陈皮三分，当归二钱，白芍五钱，柴胡一钱，蔓荆子一钱，川芎一钱，天花粉一钱。水煎服。一剂而痛减，再剂而病愈。"

升清固外汤，从药物组成分析，可看作由补中益气汤合逍遥散加减而成。

用补中益气汤合逍遥散加减治疗的内伤头痛，仍然是"昼夜不得休息"，持续性头痛。

那么，是不是李东垣的表述有误呢？

好不容易记住了一个明辨外感、内伤的知识点，转身又发现临床上不是那么一回事，不免生出疑惑：我们所读的书还可信吗？

《内外伤辨惑论·卷上》在论述辨别外感、内伤的重要性之后用了大量的篇幅、从 12 个方面论述了临证中如何辨别外感、内伤。《医宗金鉴·杂病心法要诀》中把这部分内容归纳为歌诀："内伤脉大见气口，外感脉大见人迎。头痛时痛与常痛，恶寒温解烈火仍。热在肌肉从内泛，热在皮肤扪内轻。自汗气乏声怯弱，虽汗气壮语高声。手心热兮手背热，鼻息气短鼻促鸣。不食恶食内外辨，初渴后渴少多明。"

临床上，面对具体病证，需要分辨外感、内伤。怎么就学会分辨外感、内伤了？背下《医宗金鉴》中的歌诀就会了吗？

不会。即使再把《内外伤辨惑论·卷上》的全部内容背诵下来，也不会。

为什么？

记忆、背诵是次要的，重要的是明理。

李东垣用有形的文字，想表达出文字之上无形的医理。

下面我们谈谈李东垣所论述的辨别外感、内伤12个方面的内容。

有关"辨脉"，前面已经专门讨论过了。

辨寒热：外感风寒表证，热发于表，"寒热齐作，无有间断，虽温暖恶寒不罢"；内伤恶寒发热，热发于里（从里外蒸），寒热不齐，间歇性，温暖则恶寒已。当然，外感入里也会出现里热证；内伤基础上外感，也会出现表热证。

辨外感八风之邪：外感八风之邪，"乃有余证也"，入里之前，症状持续且逐日加重，伴随症状都是"有余"之症；内伤的病证，恶风只是恶缝隙贼风，无贼风则不恶，其余症状也是间断性的，表现为"不足"之症，且常伴有在里脾胃的见症。当然，内伤基础上也可以外感风邪。

辨手心手背：外感在表，手背热；内伤在里，手心热。当然，外感入里或伏气温病也可表现为手心热；内伤有余之症，也可以是手心热，不仅仅是不足之症。

辨口鼻：外感风寒，鼻气不利声重浊；内伤不足，口失谷味声怯弱。当然，外感入里也可口失谷味，内伤有余也可鼻气不利。

辨气少气盛：外感风寒，气壅盛有余；内伤不足，气短促不足以息。当然，外感暑热也可以见气短促不足以息；内伤有余，也可以见气息粗壮有余。

辨头痛：前面已讨论。

辨筋骨四肢：外感风寒，筋骨疼痛，不能动摇；内伤不足，怠惰嗜卧，四肢沉困不收。当然，外感持续，也会出现怠惰嗜卧；内伤有余，也会出现筋骨疼痛。

辨外伤不恶食：外感风寒，因无里证，口知谷味不恶食；内伤不足，口不知五味而恶食。当然，外感入里，也可恶食；内伤有余，也可不恶食。

辨渴与不渴：外感初起，口不渴，邪气入里始口渴；内伤初起，多口渴，久病反不渴。当然，外感温病，初起即口渴；内伤不足，无论初起、久病，阴火内生则口渴，无阴火则不渴。

辨劳役受病表虚不作表实治之：内伤不足，表虚被风寒所伤，表现为短气懒语不足之症，与外感气盛有余之症不同。当然，内伤轻外感重也可表现为气盛者；外感气盛迁延，也可转变为气短者。

辨证与中热颇相似：暑天内伤，症状可与阳明中热白虎汤证相似。若气息短促，午后症状减轻，是内伤大虚之证；若气息粗壮，午后症状加重，是中热白虎汤证。当然，内伤之人也可出现白虎汤证或白虎加人参汤证，需临证辨证中权衡斟酌。

12 个方面的辨别，可谓详且尽矣，但远远不能满足临床的需要，甚至不可以照搬到临床。只有明白其中道理，如为什么"内证头痛，有时而作，有时而止"，为什么"外证头痛，常常有之"等，才可以运用这一明白了的道理在临床上分析、辨别。

当然，明白辨别外感、内伤的重要性是前提。

嘉定孝廉陆佑公长子，童年发热，遍尝凉药，热势更炽，昼夜不减，复认阳明热证，投大剂白虎，禁绝谷食，致肌肉消瘦，渐致危困。迎予往治。见面色枯而不泽，脉现细数，力断大虚之证，速用甘温之药，庶可挽回。佑老骇曰：皆言外感寒热无间，内伤寒热不齐，今发热昼夜不已，而反言内虚者，必有确见，愿聆其详。予曰：阳虚昼剧，阴虚夜剧，此阴阳偏胜，因有界限之分。今脾胃并虚，阴阳俱病，元气衰残，阴火攻冲，独浮肌肤，表虽身热如焚，而寒必中伏。况肌肉消铄，脾元困惫也。彻夜无卧，胃气不和也。面无色泽，气血不荣也。脉象无神，天真衰弱也。此皆不足之明验。若禁用五味则胃气益孤，专服寒凉则生气绝灭。宜晨服补中益气汤加麦冬、五味，以培资生之本，暮服逍遥散以疏乙木之郁，兼佐浓鲜之品苏胃养阴，庶元神充而虚阳内敛也。令先饮猪肺汤一碗，当即安睡，热即稍减，遂相信用药。服十剂而精神爽快，调理经年，服参数斤，乃获全愈。

这是清代医家李用粹遗著《旧德堂医案》中的一则案例。

发热昼夜不已，是内伤，与外感无关。尽管有面色枯而不泽、脉现细数等佐证，但对发热昼夜不已的明理是至关重要的。

第八讲：失眠可加敛镇
——谈随症用药

　　一女性患者，47岁，失眠2年余，多方治疗，效果不好。自述害怕夜晚，无论多么困乏，头一挨枕，心中清明，躺三四个小时可以不入睡。白天头脑昏沉，累乏懒动。纳食尚可，大、小便正常，口中和，不喜饮水。身体无异常冷、热感，汗出不明显。月经尚调，经量偏多，经期腰困、头晕。舌质暗，舌苔薄白，脉细缓。

　　本病该如何辨治？

　　头脑昏沉，累乏懒动，似乎可以辨为虚证。但需注意，晚上不眠的患者，有时实证失眠也会见白天头脑昏沉、累乏懒动。本案结合舌象、脉象，没有明显实证，可辨为虚证。

　　什么虚？

　　心血虚？脾气虚？心脾两虚？

　　似乎都有。

　　可以辨为归脾汤证吗？

患者说，归脾汤、归脾丸吃了很多，初服有效，继续服用就无效了。

女子，经量多，口中和，头晕，舌苔薄白，脉细缓，辨为气血两虚没错呀。为什么使用归脾汤不能持续有效？

患者纳食尚可，大、小便正常，似乎脾气虚的表现也不太甚。

为什么经量偏多、经期头晕？

脾气虚升清不足。

关键点在于升清不足。

在补脾气基础上，归脾汤侧重养心血，补中益气汤侧重升清阳。

本案应该取用补中益气汤治疗。

本案有血虚吗？

有。

为什么不需要使用养血药？

脾健清升，经量减少，血虚可渐愈。养血药偏静，不利于气机的流通与升发。

治以补中升清，佐以安神。

处方：红参 6g，炙黄芪 15g，生白术 15g，当归 9g，陈皮 9g，升麻 3g，柴胡 3g，生龙骨 30g，生牡蛎 30g，炒鸡内金 15g，炙甘草 3g。14 剂，水冲服，日 1 剂。

上方服 2 周，睡眠、精神明显好转，服药期间经行 1 次，经量较前有减少。继续间断服用 28 剂，睡眠正常，无明显其他不适。

或问，补中益气汤补中升清，为什么要加龙骨、牡蛎呢？且较大剂量，不考虑影响升清？

先讨论第二个问题，是否会影响升清的问题。

李东垣强调升清，并不是单纯注重升清，实际上是在升浮降沉中强调没有升浮就谈不到降沉。升浮与降沉，始终处于一种有序和稳态中。升浮与降沉，有如阳与阴，阴中有阳，阳中有阴，孤阳不生，独阴不长。

补中益气汤，补中升清，在《内外伤辨惑论》中主治内伤脾胃病证，只需服用一到两剂，"如伤之重者，二服而愈"。似乎主治的是一种突发病证，是在特定状态下突发的一种脾胃气虚、升浮不能的状态。用补中益气汤补中升清，清阳升浮，病证即愈。

而我们在临床中使用补中益气汤，多数情况下所治疗的病证是慢性病证，病程较长，疗程也较长，需要较长时间的补中与升清，来改善脾胃气虚状态和恢复脾气升清功能。在这一过程中，单纯的升清往往容易造成一过性的升浮太过而中断治疗。因此，补中升清中适当佐以降沉，可以使治疗过程较为平稳，使脾胃气虚和升清不能的状态在自然而然的状态下得以改善，在一定程度上做到了《内经》中所说的"候其气之来复"。

上案中，佐用龙骨、牡蛎的降沉，应该说有助于较长时间使用补中升清，从临床观察似乎并不会影响到升清。

返回来讨论第一个问题：为什么要加龙骨、牡蛎？

主症是失眠，用龙骨、牡蛎重镇安敛心神，有助于改善睡眠。

针对某一症状加药，这属于李东垣"随症用药"范畴。

读李东垣的《内外伤辨惑论》和《脾胃论》，我们能发现李东垣在补中益气汤、清暑益气汤、升阳益胃汤等方后用了大量的文字讨论药物的加减，主要是方剂的加药。这些加药主要有两部分内容，一部分是随时用药，一部分是随症用药。

这里我们主要谈谈随症用药。

在《内外伤辨惑论》中，补中益气汤方后有一系列加减法，如：口干咽干加葛根，心乱而烦加黄柏或再加生地黄，头痛加蔓荆子，腹中痛加芍药，胁下痛加柴胡，大便秘涩加大黄，脚膝痿软加黄柏，等等。这些用药，都属于随症用药，在主方基础上的随症用药。

王好古在《汤液本草》中记载了"东垣先生《用要心法》"的部分内容，其中"随证治病药品"这部分内容是这样的：

如头痛，须用川芎。如不愈，各加引经药：太阳，川芎；阳明，白芷；少阳，柴胡；太阴，苍术；少阴，细辛；厥阴，吴茱萸。

如顶颠痛，须用藁本，去川芎。

如肢节痛，须用羌活，去风湿亦宜用之。

如腹痛，须用芍药，恶寒而痛加桂，恶热而痛加黄柏。

如心下痞，须用枳实、黄连。

如肌热及去痰者，须用黄芩，肌热亦用黄芪。

如腹胀，用姜制厚朴（一本有芍药）。

如虚热，须用黄芪，止虚汗亦用。

如胁下痛，往来潮热，日晡潮热，须用柴胡。

如脾胃受湿，沉困无力，怠惰好卧，去痰用白术。

如破滞气用枳壳，高者用之。夫枳壳者，损胸中至高之气，二三服而已。

如破滞血，用桃仁、苏木。

如去痰，须用半夏。热痰加黄芩，风痰加南星，胸中寒痰痞塞用陈皮、白术，多用则泻脾胃。

如腹中窄狭，须用苍术。

如调气，须用木香。

如补气，须用人参。

如和血，须用当归。凡血受病者，皆宜用当归也。

如去下焦湿肿及痛，并膀胱有火邪者，必须酒洗防己、草龙胆、黄柏、知母。

如去上焦湿及热，须用黄芩，泻肺火故也。

如去中焦湿与痛热，用黄连，能泻心火故也。

如去滞气用青皮，勿多服，多则泻人真气。

如渴者，用干葛、茯苓，禁半夏。

如嗽者，用五味子。

如喘者，用阿胶。

如宿食不消，须用黄连、枳实。

如胸中烦热，须用栀子仁。

如水泻，须用白术、茯苓、芍药。

如气刺痛，用枳壳。看何部分，以引经药导使之行则可。

如血刺痛，用当归，详上下用根梢。

如疮痛不可忍者，用寒苦药，如黄柏、黄芩，详上下用根梢，及引经药则可。

如眼痛不可忍者，用黄连、当归身，以酒浸煎。

如小便黄者，用黄柏，数者、涩者，或加泽泻。

如腹中实热，用大黄、芒硝。

如小腹痛，用青皮。

如茎中痛，用生甘草梢。

如惊悸恍惚，用茯神。

如饮水多，致伤脾，用白术、茯苓、猪苓。

如胃脘痛，用草豆蔻。

凡用纯寒、纯热药，必用甘草以缓其力也。寒热相杂亦用甘草，调和其性也。中满者禁用，《内经》云：中满者勿食甘。

张元素的《医学启源》中有"随证治病用药"，内容类同。这部分内容包括随证用药和随症用药。

根据症状选用药物进行对症治疗，即随症用药，我们在临床上经常使用。只是为了强调辨证论治和方证对应，在理论层面上很少去论及，可以说是日用而不觉。

实际上，随症用药在张仲景的经方运用中和孙思邈的《备急千金要方》中都有大量的使用，如呕恶用生姜、胁痛用柴胡、自利用干姜、黄疸用茵陈等。到金元时期，易水学派的医家们丰富和推广了这种随症用药法。

治风痰内作，胸膈不利，头眩目黑，兀兀欲吐，上热下寒，不得安卧，遂处此方。云眼黑头眩，虚风内作，非天麻不能治，故以为君。偏头痛乃少阳也，非柴胡不能治；黄芩苦寒酒制炒，佐柴胡治上热又为引用，故以为臣。橘皮苦辛温，炙甘草甘温，补中益气为佐。生姜、半夏辛温，以治风痰；白茯苓、甘草，利小便，导湿热，引而下行，故以为使。不数服而见愈。

天麻一钱（君），柴胡七分，黄芩五分（酒制），橘皮七分（去白），半夏一钱，白茯苓五分，甘草五分。

上锉碎如麻豆大，都作一服，水二盏，生姜三片，煎至一盏，去滓温服。

这是载于《医学启源》中张元素的一则案例。

头晕、头痛，从风痰论治，选方用药谨遵辨证论治。但案中选用天麻治疗眩晕，选用柴胡治疗偏头痛，实际上用到了随证用药思维。

谈到补中益气汤加龙骨、牡蛎治疗失眠，我们还可以联想到李东垣在《脾胃论》中的一则医论："安养心神调治脾胃论"。论中把安养心神和调治脾胃统一起来，调治脾胃有助于心神欢愉，安养心神有助于脾胃复元。

第九讲：气虚湿热需清暑
——谈清暑益气汤方证

　　一男孩，14岁，6月就诊。间歇性四肢软瘫半年，多次医院急诊，诊为低钾血症，补钾治疗可缓解。反复请假，影响学习。诊见面白体瘦，四肢乏力，纳食少，大便黏，易汗出。舌质淡红，舌苔薄白腻，脉细缓。其母亲补诉，晚上入睡后有身热、汗出。

　　前医用补中益气汤治疗，服用后口舌生疮，停药。

　　本病该如何辨治？

　　本案是虚证还是实证呢？

　　面白体瘦，四肢乏力，纳食少，舌质淡红，脉细缓，是虚证无疑，脾胃气虚证。

　　为什么用补中益气汤不效，且口舌生疮呢？

　　因为舌苔薄白腻，入睡后有身热、汗出。

　　舌苔薄白腻，提示内有湿邪；入睡后身热、汗出，提示内郁阴火（结合湿邪，可辨为湿热）。仅用补中升清，无法解决湿热问题，且加重湿热郁滞。

本病可辨为脾胃气虚，湿热内郁，气机升降出入障碍。治疗当补中益气，清化湿热，升清降浊。结合夏暑季节，治疗选用清暑益气汤加减。

处方：党参9g，炙黄芪15g，当归9g，生白术9g，升麻3g，葛根9g，泽泻9g，焦神曲15g，麦冬9g，五味子6g，青皮6g，陈皮6g，黄柏6g，炙甘草3g。7剂，水冲服，日1剂。

药后纳食有增，晚上身热、汗出有减。上方黄柏改为3g，继服14剂。此后又间断服用28剂，患儿纳食渐增，身体渐壮，软瘫未发。

清暑益气汤，出自《内外伤辨惑论·卷中》的"暑伤胃气论"内容中，是李东垣按照春、夏、秋、冬四时制定的四张代表性方剂中应"夏"的一张方剂。

应"春"的方剂是前面谈到的补中益气汤。

清暑益气汤的主治是什么？

"暑伤胃气论"中，李东垣开篇就引用了两段经文："《刺志论》云：气虚身热，得之伤暑。热伤气故也。《痿论》云：有所远行劳倦，逢大热而渴，则阳气内伐，内伐则热舍于肾；肾者水脏也，今水不能胜火，则骨枯而髓虚，足不任身，发为骨痿。故《下经》曰：骨痿者，生于大热也。此湿热成痿，令人骨乏无力，故治痿独取阳明。"

《素问·刺志论篇第五十三》在讨论虚实的要点时提到有常有反，"气虚身热，此谓反也。"那么，常应该是气虚身寒。"气虚身热，得之伤暑。"由身寒之常转为身热之反，是因于伤暑，暑热外侵。

《素问·痿论篇第四十四》在讨论"五脏使人痿"，问及"何以得之"时，岐伯回答中有："有所远行劳倦，逢大热而渴，渴则阳气内伐，内伐则热舍于肾，肾者水脏也，今水不胜火，则骨枯而髓虚，故足不任身，发为骨痿。故《下经》曰：骨痿者，生于大热也。"在谈到五脏痿的治疗时指出："论言治痿者独取阳明。"

经文中，骨痿生于热，肉痿生于湿。治痿独取阳明也并不仅仅针对骨痿、针对湿热成痿。

李东垣引用这两段经文主要想说明人在长夏，暑热伤气于上，暑湿热伤血于下。

李东垣继续说："时当长夏，湿热大胜，蒸蒸而炽。人感之多四肢困倦，精神短少，懒于动作，胸满气促，肢节沉疼；或气高而喘，身热而烦，心下膨痞，小便黄而少，大便溏而频；或痢出黄糜，或如泔色；或渴或不渴，不思饮食，自汗体重；或汗少者，血先病而气不病也。其脉中得洪缓，若湿气相搏，必加之以迟，迟病虽互换少差，其天暑湿令则一也。"

分析这段文字，暑热伤气则见四肢困倦，精神短少，懒于动作，胸满气促，气高而喘，身热而烦，口渴，自汗，脉洪。湿热伤人则见四肢困倦，肢节沉疼，心下膨痞，小便黄而数，大便溏而频，痢下，不渴，不思饮食，体重，脉洪缓。如湿胜则脉迟。

诸症表现不一，但都是由气虚湿热引起，在气虚湿热基础上升浮降沉失序。

清暑益气汤是怎么组成的?

《内外伤辨惑论》："清暑益气汤：黄芪（汗少者减五分）、苍术（泔浸去皮）以上各一钱五分，升麻一钱，人参（去芦）、白术、橘皮、神曲（炒）、泽泻以上各五分，甘草（炙）、黄柏（酒浸）、当归身、麦门冬（去心）、青皮（去白）、葛根以上各三分，五味子九个。""上㕮咀，作一服，水二盏，煎至一盏，去渣，稍热服，食远。"

结合主治分析：暑热伤及卫气，致身热自汗，以黄芪补肺气为君，以人参、橘皮、当归、甘草补中益气为臣。即黄芪、人参、甘草甘温补气，橘皮、当归和调气血。湿热外入，用苍术、白术、泽泻、黄柏祛湿清热。气虚湿热致升降失常，用升麻、葛根、炒神曲、青皮升清降浊畅中。暑热耗气伤阴，用五味子、麦门冬合人参益气养阴敛汗。

补气阴，祛湿热，复升降。

从药物组成分析：清暑益气汤是由补中益气汤以葛根易柴胡合生脉散加苍术、黄柏、泽泻、炒神曲、青皮而成。也可理解为以补中益气汤补中升清，生脉散益气养阴，二妙丸清热燥湿，三方合方加减而成。

当然，李东垣制清暑益气汤时尚没有二妙丸这一方名。

清暑益气汤由15味药组成，从"药类法象"分析：黄芪、人参、橘皮、当归、甘草、苍术、白术、青皮8味药属"湿化成"类，升麻、葛根2味药属"风升生"类，泽泻、五味子、麦门冬3味药属"燥降收"类，炒神曲属"热浮长"类，黄柏属"寒沉藏"类。

方中以"湿化成"类药物为主组成，佐以"风升生"类、"热浮长"类、"燥降收"类、"寒沉藏"类药物，立足于补中，着眼于恢复升降出入。

清代医家费伯雄在《医方论》中谈到清暑益气汤时说道："清暑益气汤，药味庞杂，补者补而消者消，升者升而泻者泻，将何所是从乎？且主治下有胸满气促一条，则黄芪、升麻所当禁。余谓此等症，但须清心养胃、健脾利湿足矣，何必如此小题大做。东垣先生，余最为服膺，唯此等方不敢阿好。"

"服膺"，但不懂，故有此论。

相比《伤寒论》中的方剂而言，李东垣所制方剂往往用药较多，这一点经常被后学者所诟病。清暑益气汤即为李东垣用药较多的代表性方剂之一。即使如此，清暑益气汤用药也仅为15味，比之一张处方动辄20多味，甚至达40多味、50多味者仍然为小方。

当然，不明组方之理即感"药味庞杂"，明其理即不感"药味庞杂"。

补者补其虚，消者消其实，升者升其陷，泻者泻其过。各有所适，并行不悖。东垣如此组方，仲景也如此组方，这应该是临床常用组方治法之一。

胸满气促，外感邪实引起者，黄芪、升麻必在当禁之列。而内伤气陷所引起的呢？舍黄芪、升麻可用何药？后世医家张锡纯治疗胸满气促之升陷汤，同样也用到了黄芪、升麻。

李东垣在"脏腑虚实补泻法"的基础上发展出"升降浮沉补泻法"，这是李东垣的一大创举，可惜后人多有不解。费伯雄所说"清心养胃、健脾利湿"即属"脏腑虚实补泻法"。费氏不理解"升降浮沉补泻法"，因此也只能说东垣"小题大做"。

关于方中用量。

清暑益气汤方中药物用量较小，用量最大的黄芪、苍术，各一钱五分，全方用量1剂不到10钱。

东垣处方，药物用量有较大者，如当归补血汤等方，但更多的是药物用量较小者。张景岳曾对此提出疑问："及再考虑东垣之方，如补中益气汤、升阳益胃汤、黄芪人参汤、清暑益气汤等方，每用升柴，此即其培养春生之意，而每用芩连，亦即其制伏火邪之意。第以二、三分之芩、连，固未必即败阳气，而以五、七分之参、术，果即能斡旋元气乎？"（《景岳全书》）

实际上，张景岳的不解仍然是基于脏腑补泻用药法解读东垣。

从内伤立论，东垣用药，更多的是用小剂药物恢复原有的升降浮沉，量大反有补药壅滞气机、风药耗伤正气之弊。

清暑益气汤主要治疗内伤病还是外感病？

当然是内伤病。这似乎不应该是问题。

"东垣之方，虽有清暑之名，而无清暑之实。"这是温病学家王孟英在《温热经纬》中谈到李东垣的清暑益气汤时说的。看来还是有必要讨论一下这个问题的。

李东垣在清暑益气汤方后又指出："此病皆因饮食失节，劳倦所伤，日渐因循，损其脾胃，乘暑天而作病也。"

李东垣明言，清暑益气汤证是在内伤病的基础上暑天发病或伤暑而发。

可以这样说：清暑益气汤主要治疗内伤病而不是外感病，治疗主要针对正气而不是邪气。

明代医家赵献可在《医贯》中说："伤暑而苦头痛，发躁恶热，扪之肌肤大热，必大渴引饮，汗大泄，齿燥，无气以动，乃为暑伤气，苍术白虎主之。若人元气不足，用前药不应，唯清暑益气汤或补中益气汤为当。大抵夏月阳气浮于外，阴气伏于内。若人饮食劳倦，内伤中气，或酷暑劳役，外伤阳气者多患之。法当调补元气为主，而佐以解暑。"

《医贯》中这段论述是中肯的，符合临床实际的。

而清代医家徐灵胎在《医贯砭》中写出不同意见："自汗多而气上，反用升、柴；热气未清，反用参、术。与尔何仇，必欲杀？""暑气未清而补，即补暑矣。夏月服补而卒死者，我见亦多矣。皆此等邪说杀之也！"清暑益气汤"杂出不伦，古人制方之义至此而尽。医道之一厄也。"

可以说，徐灵胎完全不懂李东垣。既不明白藏气法时、升降浮沉，也不明白内伤脾胃、气虚阴火，自然不懂一方中可以补中、升清、泻阴火同用。

当然，徐灵胎所说也是从临床中来。不明内伤、外感，不明升降浮沉，是不可以试用李东垣组方的。

读一则医案：

赵某，男 68 岁，眩晕有年，发则头晕如空，目眩畏光，耳鸣如蝉，伴有神萎乏力，短气不欲言，下肢痿软。脑血流图提示脑动脉硬化。舌淡紫苔薄白，脉细弦，证属清阳不升，瘀浊内阻。药用：黄芪 15g，党参 9g，苍术 9g，白术 9g，升麻 6g，葛根 9g，当归 9g，丹参 30g，川芎 9g，红花 9g，青皮 6g，陈皮 6g，黄柏 6g，生甘草 3g。6 剂后，眩晕即减，服药 1 个月，诸证悉平。

这是《颜德馨诊治疑难病秘笈》中的一则医案。

颜老说："头为诸阳之会，元气虚弱，难以运血上行，则见眩晕耳鸣诸证。余则认为此病多夹血瘀为患，缘因偏嗜甘甜厚味，痰脂内聚，阻滞血道，渐积成瘀，瘀阻脑络，以致清窍蒙遏，脑失所养，治当益气活血，固本清源，习用清暑益气汤加川芎、丹参、赤芍、红花等活血化瘀之品，以标本同治。"

用清暑益气汤加活血化瘀药加减，治疗脾胃气虚、清阳不升、痰瘀阻滞的脑病，可为后学者临床使用清暑益气汤提供一思维范例。

颜老基于对病机的分析，又常用清暑益气汤加减治疗气虚血瘀型的糖尿病、脾虚湿困的低血钾症等，可供我们临床参考。

第十讲：不能忽视身热

——谈升阳益胃汤方证

一位 36 岁的女性患者，初冬就诊。平素体弱，近半月余四肢困乏，身有燥热感，腰背困痛，咽干，纳食尚可，大便日 1 次。舌质淡暗，舌体偏大，舌苔薄白腻，脉细缓。患者有冬季反复咳嗽病史。

本病该如何辨治？

用六经辨证法，是三阳病还是三阴病呢？

困乏似阴病，但燥热又有阳病嫌疑。权衡之下，可以辨为少阴病？还是厥阴病？还是少阳病呢？

似乎都比较勉强。

用脏腑辨证法，如果四肢困乏是气虚证，如何解释身有燥热感？似乎也不好辨证。

我们用李东垣内伤学说体系来辨证：病发于初冬，山西太原室内已有暖气，但尚未下雪，"秋燥"气候仍在延续。患者平素体弱，每届冬季咳嗽反复，可知阳气不足。四肢困乏，脉象细缓，考虑脾虚气弱，阳气不达四末。舌体偏大，舌苔薄白腻，考虑脾虚有湿，同时湿阻也会影响阳气的布达。脾虚湿阻，阳气升浮障碍，可引起周身不清爽、腰背困痛感。气弱被郁，阳气不伸，而阴火内生，故见身有燥热感。

证属气虚湿阻，阳气不伸。治以益气化湿，升达阳气为法，方用升阳益胃汤加减。

处方：党参6g，炙黄芪9g，生白术6g，茯苓6g，姜半夏6g，陈皮6g，炒白芍6g，羌活1g，独活1g，柴胡1g，防风1g，黄连1g，生薏苡仁9g，炒鸡内金9g，炙甘草1g。7剂，水冲服，日1剂。

药后精神好转，周身清爽，燥热感已无。二诊因咽痒、咳嗽就诊，改用小青龙汤加减治疗。

案中选用升阳益胃汤加减，去泽泻，加生薏苡仁、炒鸡内金，补中、升清、化浊、泻阴火，使湿气化，阴火清，阳气升浮布达，则周身清爽而燥热自退。

升阳益胃汤，是李东垣按照春、夏、秋、冬四时制定的四张代表性方剂中应"秋"的一张方剂，出自《内外伤辨惑论·卷中》的"肺之脾胃虚方"内容中。

什么是"肺之脾胃虚"？

李东垣笔下的这类术语不好理解，往往给后学者造成阅读中的障碍。

明代医家周慎斋在《慎斋遗书》中说："胃中阳气，贯于五脏之内。假令胃中阳气不到于肺，即是肺之脾胃虚也。余可类推。"

胃中阳气就是李东垣所说的胃气，胃气是贯于五脏之内的。

《脾胃论》中说："脾无正行，于四季之末各旺一十八日，以生四脏。"也就是说，心、肝、肺、肾四脏中都有脾胃，都有胃气。

我们可以这样理解：肺中的脾胃虚就是"肺之脾胃虚"。或者说肺中的胃气虚就是"肺之脾胃虚"。

那么，临床中如何体现出"肺中脾胃虚"呢？

肺主秋降。在内伤脾胃气虚的基础上，秋降不及，即是肺中脾胃虚。

秋降不及，既可以是脾胃气虚引起的，也可以是在脾胃气虚的基础上由其他因素如邪阻、气滞等引起。

"肺中脾胃虚"有什么表现呢？

我们很难用一组脉症把"肺中脾胃虚"界定下来，我们只能参考升阳益胃汤的主治去明白其中道理，然后以理去指导临床。

升阳益胃汤的主治是什么？

《内外伤辨惑论》中是这样描述的："脾胃虚则怠惰嗜卧，四肢不收，时值秋燥令行，湿热少退，体重节痛，口干舌干，饮食无味，大便不调，小便频数，不欲食，食不消；兼见肺病，洒淅恶寒，惨惨不乐，面色恶而不和，乃阳气不伸故也。"

脾胃气虚，症见"怠惰嗜卧，四肢不收"。长夏湿热少退，但仍有湿热，脾胃虚兼湿热，症见"体重节痛，口干舌干，饮食无味，大便不调，小便频数，不欲食，食不消"。秋燥令行，本当由夏浮转为秋降，但一方面，脾胃气虚，转化不足，即肺降不足；另一方面，湿热内滞，肺降道路不畅。肺主皮毛，肺虚，宣降失和，症见"洒淅恶寒，惨惨不乐，面色恶而不和"。

临证中，使用升阳益胃汤的辨识要点，我们可以归纳为四大类症：脾胃气虚见症，如乏力、纳差等；湿热内阻见症，如肢体困重、舌苔腻等；胃降脾升失和见症，如脘腹不畅、大便失调等；阳气不伸的肺表见症，如畏寒、身热、肌肤欠泽等。至于是否秋燥令行，仅作参考。

薛立斋在注《明医杂著》中写道："光禄扬立之，元气素弱，饮食难化，泄泻不已，小便短少，洒淅恶寒，体重节痛。余以为脾肺虚，用升阳益胃汤而痊。大凡泄泻服分利调补等剂不应者，此肝木郁于脾土，必用升阳益胃之剂，庶能保生。"

泄泻因于元气虚弱，肝木郁于脾土，尽管是用脏腑辨证法解读病机，但本案中提到使用升阳益胃汤的辨证眼目在于见到洒淅恶寒、体重节痛等肺表和湿热见症。在临证时，这组症状很容易在问诊中漏掉。

"肺中脾胃虚"该如何治疗？

治疗上，一方面，应当补中升清促使其转化；另一方面，应当清化湿热以助肺降。

升阳益胃汤是怎么组成的？

《内外伤辨惑论》："升阳益胃汤：黄芪二两，半夏（洗，此一味脉涩者用），人参（去芦）、甘草（炙）以上各一两，独活、防风（以秋旺，故以辛温泻之）、白芍药（何故秋旺用人参、白术、芍药之类反补肺，为脾胃虚则肺最受邪，故因时而补，易为力也）、羌活以上各五钱，橘皮四钱，茯苓（小便利不渴者勿用）、柴胡、泽泻（不淋勿用）、白术以上各三钱，黄连一钱。"

用法："上咬咀，每服称三钱，水三盏，生姜五片，枣二枚，煎至一盏，去渣，温服，早饭后。或加至五钱。"

《内外伤辨惑论》和《脾胃论》两书中的用量稍有出入。

升阳益胃汤由 14 味药组成，用"药类法象"分析：黄芪、人参、炙甘草、白术、橘皮、半夏 6 味药属"湿化成"类，白芍、茯苓、泽泻 3 味药属"燥降收"类，防风、羌活、独活、柴胡 4 味药属"风升生"类，黄连属"寒沉藏"类。

方中以"湿化成"类药物为主组成以"益胃""风升生"类药物配伍"燥降收"类及"寒沉藏"类药物"升阳"佐以降浊。立足于中焦，重在恢复升降出入。

本方可以看作在四君子汤加黄芪补中益气的基础上，加防风、羌活、独活、柴胡升清，合二陈汤加泽泻降浊，再加白芍、黄连泻阴火（泽泻也有泻阴火的作用）。

《临证指南医案》中载一案："王九岁　久泻，兼发疮痍，是湿胜热郁。苦寒必佐风药，合乎东垣脾宜升，胃宜降之旨。人参，川连，黄柏，炙甘草，广皮，白术，神曲，麦芽，柴胡，升麻，羌活，防风。"

本案用方并不是升阳益胃汤，但方中用人参、白术、炙甘草补中益气，羌活、防风、升麻、柴胡升清，陈皮、神曲、麦芽降浊，黄连、黄柏泻阴火。补中、升清、降浊、泻阴火，叶天士所用正是李东垣手法。

单从药物组成分析，升阳益胃汤是在补中益气汤基础上，去升麻、当归，加防风、羌活、独活、半夏、茯苓、泽泻、白芍、黄连组成。在补中益气汤的基础上，加强了升降出入的力量。

《张氏医通》在谈到升阳益胃汤时说："不可误认阴寒而用热药，又不可误认实火而用凉药，宜此汤升举，微汗则愈。"

阳气不伸易被误认阴寒，阴火郁发易被误认实火。使用升阳益胃汤的关键点在于升举达郁，微汗是郁开之征。

临床观察，个别患者服用升阳益胃汤可见微汗，更多的患者服用后自述皮肤由干变润。

张某，男，46岁。2018年3月9日初诊。主诉头昏3～4年，上午较甚，下午较轻，常有头目欠清爽之感。纳食、大小便、睡眠均无异常。舌质暗红，舌苔薄白腻，脉细缓。

证属脾胃气虚，升降失常。治以益气升清、和胃降浊为法，方用益气聪明汤加减。

处方：党参9g，炙黄芪15g，葛根12g，蔓荆子9g，升麻6g，钩藤15g，炒蒺藜9g，炒鸡内金15g，焦山楂15g，炙甘草3g。7剂，水冲服，日1剂。

3月16日二诊：药后头昏明显减轻，舌苔仍薄腻。上方加陈皮9g，继服7剂。

3月23日三诊：自诉上午仍有头昏感，较前为轻，补诉时有身热感。舌质暗红，舌苔薄白腻，脉细缓。

证属脾胃气虚，升降出入失和，阴火内生。治以益气和中、升清降浊泻阴火为法，方用升阳益胃汤加减。

处方：人参3g，炙黄芪9g，生白术6g，茯苓6g，陈皮6g，姜半夏6g，生白芍6g，羌活1g，独活1g，柴胡1g，防风1g，黄连1g，泽泻9g，钩藤9g，炙甘草2g。7剂，水冲服，日1剂。

3月30日四诊：药后周身爽快，已无头昏、身热，补诉平素口干，服上药后口干缓解，自觉口内自然有津。舌质淡暗，舌苔薄白，脉细缓。上方去钩藤，继服10剂。

按：头昏属临床常见症状，与眩晕有别。头属清窍，有赖清阳上行。上午为阳气升发时段，首诊以头昏、上午较甚，考虑为脾胃气虚，升清不足。舌苔薄白腻，考虑有浊降不足，故治疗选用益气聪明汤加减益气升清降浊。

因未见明显阴火征象，故不用芍药、黄柏降浊泻阴火，而用炒鸡内金、焦山楂消食和胃以降浊。时值春天，病在头窍，患者常有头目欠清爽之感，故加用钩藤、炒蒺藜辛凉清散以利头目。首诊方见效，二诊着眼于舌苔仍薄白腻，故加用陈皮和胃降浊。

三诊，症状进一步减轻，但上午仍有头昏感，舌苔仍为薄白腻，清升浊降仍未完全恢复。根据补诉时有身热感，考虑阴火内生，同时考虑到气机不仅升降障碍，尚有出入障碍。故选用升阳益胃汤益气和中、升清降浊泻阴火，加小量钩藤清利头目。药后气机升降出入复常，故头昏、身热全无，周身自觉爽快而口内津润。

本案用方由益气聪明汤改用升阳益胃汤的着眼点在于时有身热感。时有身热感是肺表见症，意味着气机出入障碍，阳气不伸。

张某，男，50岁。

头面、颈项反复发作性湿疹14年，经用西药与中药祛风除湿清热，健脾利湿清热等法，萆薢渗湿、加味二妙、防风通圣等加减治疗，非但不效，而且更加严重，并经常胃脘疼痛，泄泻，纳呆食减，心烦心悸，汗多，反复感冒。细审其状，头、额、颈、项散在性湿疹，有的数个融合成片，外罩黄色脓痂，掀掉后有少许黄水流出，痒而不痛，舌苔黄腻，脉弦稍大。细辨其证，脉弦而大，此气血俱虚或虚寒相搏，胃痛、泄泻、纳呆食减脾虚所为，心烦、心悸、脉象见弦乃肝木失达。综其脉证，乃脾肺俱虚，肝木失达，清阳失升，浊阴失降之故耳。因忆升阳益胃汤，内有四君子汤助阳补脾除痰，重用黄芪益气顾胃，羌活、独活、柴胡除湿升阳，泽泻、茯苓泻热降浊，加芍药和胃敛阴，少佐黄连以退阴火，使发中有收，补中有散，堪称合拍。乃处方黄芪15g，党参9g，白术9g，黄连9g，半夏9g，甘草9g，陈皮9g，茯苓9g，泽泻9g，防风9g，羌活9g，独活9g，生姜3g，大枣3枚。

服药26剂，皮疹竟全部消失，他证亦除。

这是《古今名医临证金鉴·外科卷》中所载朱进忠医案一则。

湿疹久治不愈，终至胃痛、泄泻、食减，以升阳益胃汤补中升清降浊泻阴火而收全功。治疗取效的关键在于由前医的祛邪转为复正。

　　龚甥可象，时值秋尽，偶患咳嗽气急，微有寒热，已服参苏败毒之类如故，改与泻白散一剂，小水短涩，渐次遍身肿满，略与导湿利水之药，更加腹胀气促。窃思治病不过表里虚实，然散之表不除，清之里反逆，固非尽属实邪。又脉来弦数鼓指，唇皱红，舌灰白，此岂尽属于虚？其中错杂有非一途可尽。然既见寒热、咳嗽、气急、尿短、腹胀，无不关乎肺脏。肺气受病，既不服散，更不容清，其挟虚也审矣。况时值秋尽，燥金之气已虚，天令下降已极，人身莫不应之。今肺气已虚，便衰其护卫，失其治节。护卫衰，风寒得以外郁，治节失，湿热藉以内停。由是闭而不行，而肺家通调下输之道，其权已废，邪气正气清浊相混，一概窒塞于中，无由输泄，只得散越皮肤。再加泻肺利药，以致阳愈下陷，阴愈上冲，故见腹胀气急。诊其脉来数急者，乃阴火上冲之明征矣。法当疏其肺，益其气，举其阳，降其阴，为法中之法。设使疏肺而不益气，则肺气重虚矣，益气而不疏肺，则抑郁不开矣；举阳而不降阴，则阴火不服矣，降阴而不举阳，则阳愈下陷矣。是必法兼四备，无一可缺。初欲仿补中益气方，加入知、柏之属，虽有举阳降阴益气之能，却少疏肺开郁之力。后悟李东垣先生原有升阳益胃一法，直取其方，加入黄柏一味，服之小水倍常，乃降阴洁净府之验，连服十剂，诸症悉痊。愈后遍身发疮痦，可见里蕴之热，久被表寒外束，乃至内外交郁成毒，缘得开鬼门之药，逼其外出，不致内陷之明征也。方中参、术、芪、草，益气升阳也。柴、陈、羌、独、防风，升阳疏肺也。芩、泻、连、柏，降阴导湿也。白芍敛阴和血，散中有收，姜、枣调和营卫，补中有散，一举而诸法兼备，可谓先得我心矣。夫人知利药可去湿，而不知风以胜湿；人知破气以消肿，而不知益气以收肿；又知发表以散邪，而不知升阳亦散邪也。外此以及通因通用，塞因塞用，寒因热用，热因寒用，上病下取，下病上取，阴病取阳，阳病取阴，医家诸法最当素谙。学者于此一案，倘能类推其余，则于诸症，皆可得法外之法矣。

这是清代医家谢映庐在《谢映庐医案》中所载的一则医案。

使用升阳益胃汤，治法上从"疏其肺，益其气，举其阳，降其阴"切入，不失为拓展临床思路之一法。

第十一讲：温补原来有别

——谈沉香温胃丸方证

佚庵刘尚书第五子太常少卿叔谦之内李氏，中统三年春，欲归宁父母不得，情动于中，又因劳役，四肢困倦，躁热恶寒，时作疼痛，不欲食，食即呕吐，气弱短促，怠惰嗜卧。医作伤寒治之，解表发汗，次日传变，又以大小柴胡之类治之。至十余日之后，病证愈剧。病家云：前药无效，莫非他病否？医曰：此伤寒六经传变，至再经传尽，当得汗而愈。翌日，见爪甲微青黑色，足胫至腰如冰冷，目上视而睛不转睛，咽嗌不利，小腹冷，气上冲心而痛，呕吐不止，气短欲绝，召予治之。予诊其脉沉细而微，不见伤寒之证，此属中气不足，妄作伤寒治之。发表攻里，中气愈损，坏证明矣。太夫人泣下避席曰：病固危困，君尽心救治。予以辛热之药，㕮咀一两，作一服，至夜药熟而不能饮，续续灌下一口，饮至半夜，稍有呻吟之声，身体渐温，忽索粥饮，至旦食粥两次。又煎一服，投之。至日高，众医皆至，诊之曰：脉生证回矣。众喜而退。后越三日，太夫人曰：病人大便不利，或以用脾约丸润之，可乎？予曰：

前证用大辛热之剂，阳生阴退而愈。若以大黄之剂下之，恐寒不协，转生他证。众以为不然，遂用脾约丸二十丸润之，至夜下利而行。翌日面色微青，精神困弱，呕吐复作。予再以辛热前药温之而愈矣，故制此方。

温中益气汤：附子（炮，去皮脐）、干姜（炮）各五钱，草豆蔻、甘草炙各三钱，益智仁、白芍药、丁香、藿香、白术各二钱，人参、陈皮、吴茱萸各一钱半，当归一钱。

上十三味，㕮咀，每服五钱，水二盏，煎至一盏，去渣，温服食前。病势大者，服一两重。

论曰：《内经》云：寒淫于内，治以辛热，佐以苦甘温。附子、干姜大辛热，助阳退阴，故以为君；丁香、藿香、豆蔻、益智、茱萸辛热，温中止吐，用以为臣；人参、当归、白术、陈皮、白芍药、炙甘草苦甘温，补中益气，和血脉，协力用以为佐使矣。

这是罗天益载于《卫生宝鉴》中的一则医案。

女性患者，病发于春。因于内伤七情，加之劳役所伤，症见身热、恶寒、身痛、气短、纳差、困倦、嗜卧。前医不辨外感、内伤，着眼于身热、恶寒、身痛，误把内伤辨作外感治疗，先后使用汗法、和法及下法，至病危。

究其由，只知伤寒六经传变，不明内伤元气损耗，即使病至危重，仍拘执于邪气往来。

内伤病证可分为前后两个阶段，李东垣在《脾胃论》中说"始得则热中""末传为寒中"。患者初病躁热，尚在"热中"阶段，待误治后躁热止、寒象显，转为"寒中"，症见爪甲青黑、足胫至腰如冰冷、小腹冷、气短欲绝、呕吐不止、目上视以及脉沉细而微等。"热中"阶段，"火与元气不能两立"，治疗时在温补元气（胃气）的基础上需注意泻阴火；"寒中"阶段，则寒与元气不能两立，治疗时在温补元气（胃气）的基础上需注意祛阴寒。案中在人参、白术、炙甘草、当归、陈皮等温补胃气的基础上，用附子、干姜、吴茱萸、丁香、益智仁等大队辛热药祛散阴寒。

本案处方看似附子理中汤加减而成。实际上，仍然可以看作是补中益气汤加减而成，补中益气汤中去掉黄芪、升麻、柴胡加白芍药，再加大队辛热药而成。"寒中"不需升散，故去黄芪、升麻、柴胡之升而加白芍药之收，再加辛热药之温通、温散。

"热中"需补中升散，"寒中"需补中温散。

什么是"热中"？什么是"寒中"？

热中、寒中是李东垣著作中很重要的两个概念。内伤脾胃之证，始得，即初始阶段，病变的主要矛盾在于气虚导致气机升降障碍，升降障碍便会产生局部的相对气机郁滞。气有余便是火，李东垣所说的"热中"就是指在气虚的基础上气郁于内而产生的火。升降障碍进一步影响出入障碍，"郁火"可产生于内，也可产生于外。于是，上下表里都可以出现火证。

李东垣所说的"热中"，就是指这一阶段。

内伤脾胃病证发展到后期阶段，病情的进一步发展，气虚及阳，或反复误治，误用寒凉伤阳损气，使得阳气更虚于内，从而导致阴寒内生或内侵，病变的主要矛盾在于阳虚阴盛。

李东垣所说的"寒中"，就是指这一阶段。

前面谈到的补中益气汤、清暑益气汤、升阳益胃汤，都是治疗"热中"的方剂。治疗"寒中"，李东垣在《内外伤辨惑论》中，有一代表方剂，沉香温胃丸。

沉香温胃丸，是李东垣按照春、夏、秋、冬四时制定的四张代表性方剂中应"冬"的一张方剂，出自《内外伤辨惑论·卷中》的"肾之脾胃虚方"内容中。

什么是"肾之脾胃虚"？

肾中的脾胃虚就是"肾之脾胃虚"。

沉香温胃丸的主治是什么？

《内外伤辨惑论》中是这样描述的："治中焦气弱，脾胃受寒，饮食不美，气不调和。脏腑积冷，心腹疼痛，大便滑泄，腹中雷鸣，霍乱吐泻，手足厥逆，便利无度。又治下焦阳虚，脐腹冷痛，及疗伤寒阴湿，形气沉困，自汗。"

一派阳气虚衰、阴寒内盛之象。

沉香温胃丸是怎么组成的？

《内外伤辨惑论》沉香温胃丸："附子（炮，去皮脐）、巴戟（酒浸，去心）、干姜（炮）、茴香（炮）以上各一两，官桂七钱，沉香、甘草（炙）、当归、吴茱萸（洗，炒去苦）、人参、白术、白芍药、白茯苓（去皮）、良姜、木香以上各五钱，丁香三钱。"

用法："上为细末，用好醋打面糊为丸，如梧桐子大，每服五七十丸，热米饮送下，空心，食前，日进三服，忌一切生冷物。"

方剂组成由一组体现温法的药和一组体现补法的药组成。附子、干姜、茴香、官桂、吴茱萸、良姜、沉香、木香、丁香体现温法，人参、白术、白茯苓、巴戟、当归、白芍药、炙甘草体现补法。相对来说，所用温药、补药的作用都有侧重点：附子、官桂温肾，干姜温脾，茴香、吴茱萸温肝，良姜温胃，沉香温通下焦，木香温通中焦，丁香温通上焦；四君子汤补脾胃，巴戟补肾，当归、白芍药补肝。两组药物组合，在温补脾胃基础上，温补肝肾，温通三焦。

沉香温胃丸体现了温补法。

温补治法针对的是虚寒病证。

沉香温胃丸中，多种温法并用，多种补法并用，为什么？是沉香温胃丸证的病机复杂吗？

也不一定是沉香温胃丸证的病机复杂。李东垣是在示例，示例组方之法。如肾寒可用附子、官桂，脾寒可用干姜，肝寒可用茴香、吴茱萸，胃寒可用良姜，等等。具体到临床上，并不是说每味药都要使用。

什么是虚寒？虚寒是寒邪的一种吗？

不是。虚寒，指的是虚加寒，即阳气虚的基础上阴寒盛。虚指正气虚，寒指邪气实。

较好体现温补法的方剂，我们熟悉和常用的是治疗脾胃虚寒的理中丸。理中丸方中人参、白术、炙甘草补脾胃虚，干姜温脾胃、祛寒邪。

理中丸出自《伤寒论》。温补法似乎在《伤寒论》中有着较广泛的使用，如干姜配人参、附子配人参、桂枝配炙甘草等。但是，《伤寒论》中更注重的是温法而非温补法。如在太阴病的辨治中，其病机是"脏有寒"，而不是"脏有虚寒"；其治法是"当温之"，而不是"当温补之"。其代表性方剂是以附子、干姜之类祛寒药为主组成的"四逆辈"。整个三阴病的治疗是以祛阴寒为主要治法的。这是基于《伤寒论》的临床治疗体系是从外感立论所构建的。

伤寒学中，有一"阴证学说"被后人所关注。"阴证学说"的创始者是元代的王好古。王好古是怎么创立"阴证学说"的？

元代医家王好古"虽治伤寒，独专阴例"（《阴证略例》），重点研究了三阴病证。张仲景从外感立论论治三阴病，李东垣从内伤立论创立内伤学说。王好古把二者相结合，从内伤立论论述三阴病，创立了"内伤阴证学说"，即后世所说的"阴证学说"。

外感学说，治疗着眼点在于"祛邪"；内伤学说，治疗着眼点在于"复正"。阴证的主要病机是阴寒盛，内伤的主要病机是正气虚。治疗阴寒盛需要使用温法，治疗正气虚需要使用补法。这样，治疗内伤阴证就需要使用温补法。

温补法从理论到临床形成体系并被广泛使用，是从王好古开始的，并且直接导源了明清的温补学派。

当然，王好古温补理论的产生，源于其老师李东垣。

沉香温胃丸就是李东垣笔下的一张温补方。

有意思的是，沉香温胃丸在《内外伤辨惑论》中是一张很重要的代表方剂，但在罗天益整理成书的《脾胃论》《兰室秘藏》以及王好古著作、罗天益著作中都没有再次见到这张处方。为什么？

这是李东垣笔下的一张"示例方"，并且不太成型，仅为说理而设。前面罗天益治疗李氏"寒中"案使用的温中益气汤，可以看作与沉香温胃丸同一组方之理的临床活用方。

李东垣内伤学说主要致力于"热中"阶段，详于"热中"而略于"寒中"。至王好古，重点论述了"寒中"。

医学是有传承的。作为温补法的代表方理中丸，在《伤寒论》中主治霍乱。传承至宋代衍化出附子理中丸。那么，同样体现温补法，附子理中丸和沉香温胃丸有关联吗？有异同吗？

《太平惠民和剂局方》中，附子理中丸的主治是这样的："治脾胃冷弱，心腹绞痛，呕吐泄利，霍乱转筋，体冷微汗，手足厥寒，心下逆满，腹中雷鸣，呕哕不止，饮食不进，及一切沉寒痼冷，并皆治之。"

对比《太平惠民和剂局方》中附子理中丸的主治和《内外伤辨惑论》中沉香温胃丸的主治，我们惊讶地发现，两方主治几乎雷同。

那处方用药有什么不同呢？

附子理中丸中用到的五味药，沉香温胃丸中都用到了。沉香温胃丸是在附子理中丸的基础上加用了温肝、温胃、温通三焦的药物以及补肝肾的药物组成的。

沉香温胃丸是附子理中丸的"扩写版"。

如果说治法上的差别的话，沉香温胃丸在温补的基础上更注重温通、温散，注重气机的流通。

实际上，理中丸、附子理中丸就是治疗"寒中"的常用方剂。

"肾之脾胃虚方"已开"寒中"之端，但所列方证较显粗糙。

沉香温胃丸已然是一张"示例方"，仅为说理而设。我们对"热中""寒中"的认识也需要明其理，临床不宜拘执。下面附一则内伤病例以示临证活法。

李某，女，52 岁。2015 年 11 月 26 日初诊。

主诉嗜睡 2 年。近 2 年来嗜睡，每日头脑昏沉。伴见畏寒喜暖，天冷气紧，后背不舒，时有尿不禁。纳食一般，时有腹胀，大便偏稀日 2～3 次。舌质淡暗，舌苔白润，脉弦大。

证属脾胃虚寒，肺家寒饮。治以温振阳气、和中化饮为法，方用四逆汤加减。

处方：淡附片 12g，干姜 9g，细辛 3g，五味子 9g，生龙骨 30g，生牡蛎 30g，焦山楂 15g，焦神曲 15g，厚朴 9g，葛根 15g，炙甘草 3g。7 剂，水冲服，日 1 剂。

2015 年 12 月 1 日二诊：嗜睡、头脑昏沉有好转，仍气紧、腹胀、便稀。舌质淡暗，舌苔白润，脉弦大。

阳气得振，中焦虚寒明显。治以温补中焦为主，佐以宣上温下为法，方用附子理中汤加减。

处方：淡附片 9g，党参 9g，炒白术 15g，干姜 9g，细辛 3g，五味子 9g，焦神曲 12g，僵蚕 12g，蝉蜕 9g，葶苈子 12g，炙甘草 3g。7 剂，水冲服，日 1 剂。

2015 年 12 月 10 日三诊：诸症进一步好转，仍有气紧，尿不禁改善不明显。舌质淡暗，舌苔白润，脉弦大。

阳气渐回，气虚失摄明显。治以益气升摄为法，佐以温化寒饮，方用补中益气汤加减。

处方：党参 12g，炙黄芪 15g，炒白术 12g，当归 9g，陈皮 9g，升麻 3g，柴胡 3g，干姜 6g，细辛 3g，五味子 9g，生龙牡各 30g，炒鸡内金 12g，炙甘草 3g。7 剂，水冲服，日 1 剂。

2015 年 12 月 15 日四诊：上药服 5 剂，尿不禁明显好转，气紧渐不明显，纳食好，腹无不适，大便每日 1～2 次，成形。舌质淡暗，舌苔白润，脉弦大。上方加鹿角霜 15g，7 剂，水冲服，日 1 剂。

按：本案辨为脾胃虚寒或阳虚阴盛较为容易。但在治疗过程中，治法上温振或温补的选择，以及主方的选用，是需要斟酌的。

首诊以畏寒、嗜睡为主症，属"但欲寐"之少阴病，治法上选用温振阳气，主方选用四逆汤。二诊以腹胀、便稀为主症，属"腹满""自利"之太阴病，治法上选用温补阳气，主方选用附子理中汤。三诊以尿不禁为主症，属气虚升提乏力，治法上选用补中益气升清，主方选用补中益气汤。

通常来讲，临床上有先用补中益气汤（不效），再用理中汤、四逆汤者，极少有先用理中汤、四逆汤（得效）而后用补中益气汤者。本案为什么能用四逆汤开手，而用补中益气汤收功呢？

因为脉弦大。

四逆汤证、理中汤证（附子理中汤实为四逆汤合理中汤）脉多见沉细、细弦、细微等，极少见大脉，而补中益气汤证常见大脉。"脉大为劳"，脉大提示气虚为主（脉沉细、细弦提示阴盛）。也就是说，补中益气汤证应该贯穿本案始终。

案中气紧、后背不舒，考虑阳气不足基础上肺家有寒饮，因此方中始终合用了干姜、细辛、五味子温化寒饮。患者嗜睡困乏而整天头脑昏沉，实则其睡眠质量欠佳，结合其为女性、年龄52岁，不免心神不静，故方中始终加用龙骨、牡蛎镇静安神。

首诊加用焦山楂、焦神曲、厚朴，意在开胃畅中，加用葛根似有不伦之感，意在升发清阳，针对头脑昏沉。二诊加用僵蚕、蝉蜕、葶苈子，意在温化寒饮基础上舒展肺气，针对气紧。但三药毕竟偏凉，只暂用一时，三诊即未再加用。四诊加用鹿角霜，取其温补阳气之功，味淡力缓，佐用之意。

读《遯园医案》，见补中升清和温阳祛寒合用的一则案例，供参考："机械工某之父，年近六旬，初患外感夹积，医以发散消食之品与之，寻愈矣，已而腹胀痛，泄泻不止，更数医，率用破气消耗进，疾益剧。肌冷汗出，呼吸急促，不能接续，时时登厕而无便，饮食不入，已数日矣，自分不起。其子踵门求诊，脉之，浮大而虚，舌苔灰暗湿滑，检方盈寸，殊堪喷饭。曰：此虚寒而中气下陷，再投前方，命其休矣！即授补中益气汤加乌、附、干姜大剂，嘱其不避晨夜，陆续进服，四剂而瘳。"

补中益气汤加乌、附、干姜，可以看作补中益气汤合四逆汤，或补中益气汤合四逆加人参汤，或补中益气汤合附子理中汤。误用破气消耗，致气虚气陷、阳虚阴盛，补中升清和温阳祛寒合用，也无违和之感。

第十二讲：寒湿不喜参补
——谈厚朴温中汤方证

　　一男性患者，54岁，11月20日初诊。患者自诉近两个月来脘腹胀满，时有胃痛，进食后及受凉时加重。纳食减少，大便尚调。前医处以附子理中汤加减，不效，药后反增口干、咽燥。诊见体瘦面淡，语低声微，以手捂腹，舌质淡暗，舌苔白腻，脉象细缓。

　　本病该如何辨治？

　　是虚证还是实证呢？

　　体瘦面淡，语低声微，纳少腹胀，脉象细缓，似乎虚证无疑。

　　是寒证还是热证呢？

　　喜暖畏凉，无明显热象，寒证无疑。

　　病位呢？

　　中焦脾胃。

　　虚寒证，病位在中焦脾胃，治当温补中焦，方用理中汤。

　　为什么前医用附子理中汤加减温补不效呢？

因为舌苔白腻，有湿邪。

寒邪、湿邪都属邪实。脾胃虚弱的基础上，寒湿阻滞中焦。治疗当祛邪为先，先予祛寒湿、畅中焦，再予温补中焦。

附子理中汤之所以不效，因"参术之补，有碍寒湿之行"，也就是说，人参、白术用早了，影响了中焦气机的流通，影响了寒湿之邪的祛除。

本案辨证为脾胃虚寒，寒湿内阻。治疗以温散寒湿为先，方用厚朴温中汤加减。

处方：厚朴 9g，陈皮 12g，草豆蔻 9g，干姜 9g，茯苓 12g，香附 9g，炙甘草 3g，生姜 3 片。7 剂，水煎服，日 1 剂。

药后二诊，胀减纳增，上方加炒白术 12g，继服 7 剂。三诊无不适，舌苔转薄白。湿邪已去，治以温补，附子理中丸善后。

本案辨证所用的是脏腑辨证法。

本案用六经辨证法可以吗？

无热畏寒，可除外三阳病，应该是三阴病。三阴病中，以脘腹胀满为主症，无"但欲寐"，无"厥热胜复"，可辨为太阴病。治疗太阴病，"当温之"，用"四逆辈"，极容易用到理中汤、附子理中汤。

当然，如果把太阴病的方证范围扩大，例如把平胃散证、厚朴温中汤证等方证都纳入太阴病的范畴内，则治疗用方思路会更开阔些。

"参术之补，有碍寒湿之行"一语，出自当代医家赵守真的一则医案中。

赵守真在《治验回忆录》中载一案："刘健英，男，50岁。零陵芝城镇人。性嗜酒，近月患腹痛，得呕则少安，发无定时，唯饮冷感寒即发。昨日又剧痛，遍及全腹，鸣声上下相逐，喜呕，欲饮热汤。先以为胃中寒，服理中汤不效。再诊，脉微细，舌白润无苔，噫气或吐痰则痛缓，按其胃无异状，腹则臌胀如鼓，病在腹而不在胃，审系寒湿结聚之证。盖其人嗜酒则湿多，湿多则阴盛，阴盛则胃寒而湿不化，水湿相搏，上下攻冲，故痛而作呕。治当温中宽胀燥湿为宜。前服理中汤不效者，由于参术之补，有碍寒湿之行，而转以滋胀，虽有干姜暖中而不化气，气不行则水不去，是以不效。改以厚朴温中汤，温中宫则水湿通畅，调滞气则胀宽痛止。但服后腹中攻痛尤甚，旋而雷鸣，大吐痰涎碗许，小便增长，遂得胀宽痛解。其先剧而后缓者，是邪正相争，卒得最后之胜利，亦即古人'若药不瞑眩，厥疾不瘳'之理也。再剂，诸证如失，略事调补而安。"

临床上，厚朴温中汤证往往易被误用理中汤治疗。

证属中虚寒湿，治疗先以厚朴温中汤祛寒湿，胀宽痛止后调补可接用理中汤。

治病用方需要注意先后次第。"参术之补，有碍寒湿之行。"可作为临床的一句警语。

厚朴温中汤出自李东垣《内外伤辨惑论·卷中》："厚朴温中

汤：治脾胃虚寒，心腹胀满，及秋冬客寒犯胃，时作疼痛。"

方药组成：厚朴（姜制）、橘皮（去白）以上各一两，甘草（炙）、草豆蔻仁、茯苓（去皮）、木香以上各五钱，干姜七分。

罗天益在《卫生宝鉴》中也载有该方，方中干姜用量为七钱。

用法："上为粗散，每服五钱，水二盏，生姜三片，煎至一盏，去渣，温服，食前。忌一切冷物。"

书中写到："戊火已衰，不能运化，又加客寒，聚为满痛，散以辛热，佐以苦甘，以淡泄之，气温胃和，痛自止矣。"

天干配五行，戊己对应土，戊土属阳，己土属阴。与脏腑相配，胃为戊土，脾为己土。这里说的戊火已衰，是指胃阳已衰，即胃阳虚。客寒，即寒邪外入。

《内经》中说："寒淫所胜，平以辛热，佐以苦甘，以咸泻之。""湿淫所胜，平以苦热，佐以酸辛，以苦燥之，以淡泄之。"李东垣在这里活用《内经》中的这些治法，用辛热（如干姜）治寒，苦燥（如苍术）、淡渗（如茯苓）治湿，甘缓中土（如甘草），因此说"散以辛热，佐以苦甘，以淡泄之"。

单从方药组成来看，很难想到该方出自李东垣之手。方中既没有人参、黄芪之补，也没有升麻、柴胡之升，药味也非"多多益善"。

方书中通常认为本方主治脾胃寒湿气滞证，但平胃散方也可主治脾胃寒湿气滞证，二方如何区别？

论中明言脾胃虚寒、擅长补泻同施、合方复治的李东垣为什么在方中不治虚寒？

还有，擅用风药胜湿的李东垣为什么在本方中未用风药？

读《内外伤辨惑论》和《脾胃论》，我们可以看出，李东垣治疗脾胃病湿胜者，擅用平胃散。在《内外伤辨惑论·卷中》补中益气汤方后"四时用药加减法"中，有如下论述："如脉缓，体重节痛，腹胀自利，米谷不化，是湿胜，以平胃散主之。苍术苦辛温，泻湿为主也。"

从脏腑辨证补泻用药法分析，厚朴温中汤很像平胃散的加减方，即平胃散去大枣，以草豆蔻仁易苍术，加茯苓、木香、干姜。但从升降浮沉补泻用药法分析，二方有着较大的区别。

本四时用药，是李东垣的用药法度之一。李东垣根据《内经》"必先岁气，无伐天和"提出"随时用药"。《内外伤辨惑论》中指出："凡用药，若不本四时，以顺为逆。四时者，是春升、夏浮、秋降、冬沉，乃天地之升浮化降沉，是为四时之宜也。但言补之以辛甘温热之剂，及味之薄者，诸风药是也，此助春夏之升浮者也，此便是泻秋收冬藏之药也，在人之身，乃肝心也；但言泻之以酸苦寒凉之剂，并淡味渗泄之药，此助秋冬之降沉者也，在人之身，是肺肾也。用药者，宜用此法度，慎毋忽焉！"

"必先岁气，无伐天和"出自《素问·五常政大论》，意指治病时要了解岁气的太过不及，用药时不要违背这个规律而克伐天和之气。张景岳在《类经》中说："五运有纪，六气有序，四时有令，阴阳有节，皆岁气也。人气应之以生长收藏，即天和也。设不知岁气变迁而妄呼寒热，则邪正盛衰无所辨，未免于犯岁气、伐天和矣，夭枉之由，此其为甚。"

理解厚朴温中汤与平胃散方的区别，也宜遵此法度。

从"药类法象"分析，平胃散方中，苍术、陈皮、甘草属于"湿化成"类，厚朴属于"热浮长"类；厚朴温中汤方中，厚朴、草豆蔻仁、干姜、木香属于"热浮长"类，陈皮、甘草属于"湿化成"类，茯苓属于"燥降收"类。《内外伤辨惑论》中，"卷中"内容分四部分，李东垣按春、夏、秋、冬次序写成，标题分别是"饮食劳倦论""暑伤胃气论""肺之脾胃虚方""肾之脾胃虚方"。平胃散方出现在应春的"饮食劳倦论"的方后加减中，而厚朴温中汤方出现在应秋的"肺之脾胃虚方"的正方中。可以这样认为，平胃散方以"湿化成"类药物为主组成，重在运脾治胃，普适于春、夏、秋、冬；厚朴温中汤方以"热浮长"类药物为主组成，重在以味厚发热之品治疗"客寒"，佐"燥降收"之茯苓，以应"秋冬"。

病有标本，治有先后，这是《内经》中确立的重要理论之一，为后世医家所遵从。在后学者眼中，李东垣最擅长标本同治，常合寒、热、补、泻于一方，如人参、黄芪与黄连、黄柏同用，生地黄、白芍与苍术、羌活同用，附子、干姜与生地黄、黄连同用等，所谓东垣用药"如韩信将兵，多多益善"。但在厚朴温中汤方中，论中明言"脾胃虚寒""戊火已衰"，但方中只治邪实，未及正虚，并未标本同治。为什么？

正虚为本，邪实为标，先治其标，后治其本，通常可以这样理解。但李东垣用药常例中并非如此。《汤液本草》引"东垣先生《药类法象》"明确指出:"凡治病者必先治其本,后治其标……除大小便不利及中满三者之外,皆治其本,不可不慎也。"

"戊火已衰"为"宿病","又加客寒"为新病,《金匮要略》所谓先治新病,后治宿病。或者说,主症为疼痛,"痛无补法",先予祛邪,待"气温胃和,痛自止矣"之后再治正虚。这两种理解似也符合临床。

有没有这么一种可能,李东垣补泻同施、标本同治多用于内伤病证,所泻之邪、所治之标多为内生。即使为外感,所治病证也以内伤为主。而厚朴温中汤证所治之邪为外感,即"客寒",且本证以外感为主,即"客寒"为本,因此组方重在祛邪,也合"先治其本"之意。

治疗寒湿,李东垣最擅长的方法当为风药胜湿,所谓"寒湿之胜,助风以平之"。厚朴温中汤主治寒湿气滞证,为什么方中不用风药胜湿呢?

李东垣在《脾胃论·用药宜禁论》中指出:"夫治病服药,必知时禁、经禁、病禁、药禁。"其中:"夫时禁者,必本四时升降之理,汗、下、吐、利之宜。大法:春宜吐,象万物之发生,耕、耨、料、斫,使阳气之郁者易达也。夏宜汗,象万物之浮而有余也。秋宜下,象万物之收成,推除致新,使阳气易收也。冬周密,象万物之闭藏,使阳气不动也。夫四时阴阳者,与万物浮沉于生长之门,逆其根,伐其本,坏其真矣……如春、夏而下,秋、冬而汗，是失天信，伐天和也。"

在厚朴温中汤证中，所治病证发生在秋冬，故不宜风药以升浮，反宜"以淡泄之"。当然，如发生在春、夏也并非绝对不可，李东垣又说："有病则从权，过则更之。""治法已试验者，学者当以意求其的，触类而长之，则不可胜用矣。"方示规矩，活法在人。

通过上面的论述，返回来我们看厚朴温中汤方证与理中汤、附子理中汤方证的异同，已然一目了然了。厚朴温中汤治疗寒湿气滞，重在祛邪，祛除寒湿；理中汤、附子理中汤治疗中虚寒滞，重在扶正祛邪，补中祛寒。

临床用方用药需讲究先后、次第，并不是见虚都可以补、见实都可以泻。正如前面医案所示，先用厚朴温中汤取效，再用理中汤善后。以后为先，见效即差，因"参术之补，有碍寒湿之行"。

还有一点，理中汤、附子理中汤可以看作脏腑辨证补泻用药法的产物，厚朴温中汤是升降浮沉补泻用药法的产物，这需要我们在临证用方加减时注意。

第十三讲：痛症邪在经络
——谈羌活胜湿汤方证

（祁寿阳相国）仲秋又苦臂痛，使部曹某治之，乃为部曹述前病，并道余治之之法。部曹乃因而附会曰：王某之言诚然，今之臂痛，仍系痰之为害，不早除之成瘫痪。乃以大秦艽汤进。药甫入口，痛益增，不可屈伸，次早而寝食俱废。仍使其子子禾部郎延余。急往视之，脉浮而弱，面津津有汗出，而神气清明，语言便利。乃告相国曰：此肩臂中风而痛，病极微末，部曹小题大做，用秦艽汤，岂知秦艽汤以十全大补为主，风在皮肤，以疏发腠理为要，兹用参芪固之，岂非益之痛乎。老师勿为所惑，药三进必无苦矣。因进东垣羌活胜湿汤，加威灵仙、苍术各二钱，一进而痛减，三进而若失。

越日谈及，曰：中风之言不谬，余以书名，持纸素索书者颇多，因循堆积未暇搦管，尔日无事，开窗作字，窗外多竹，适风起觉冷，晚而痛作。子言之，余忆之矣。然何以所用皆汗药？余曰：老师营心经济，医道小技，究未深考，羌活、藁本，乃太阳皮肤疏散之药，非发汗也。汗症用之者，以其能开腠理，非能动汗也。相国惊曰：此言更觉入微，医家多不识此，可谓才大于身，心细如发矣。君少年乃造诣如此，将来必岐黄中自树一帜，勉之哉！具此才思，早缀高科，老夫当避三舍。余惶愧而退。

这是清代医家王堉所著《醉花窗医案》中的一则案例。

大秦艽汤是治疗血虚络阻中风的常用方，可以看作四物汤合九味羌活汤（或八珍汤合九味羌活汤）的加减方。

老人，臂痛，误按中风治疗，用大秦艽汤，邪阻而过早使用补药，致使臂痛加重。改用羌活胜湿汤祛邪通络，三服即愈。

临床上，羌活胜湿汤治疗头痛较多见，而少见于治疗臂痛。臂痛不可屈伸，属痹证。痹证常见风寒湿痹和风湿热痹。无论是风寒湿痹还是风湿热痹，似乎都不容易想到用羌活胜湿汤治疗。基于此，我们有必要对羌活胜湿汤进行进一步的认识。

羌活胜湿汤出自《内外伤辨惑论·卷中》，原方组成："羌活、独活以上各一钱，藁本、防风、甘草（炙）、川芎以上各五分，蔓荆子三分。

用法："上㕮咀，都作一服，水二盏，煎至一盏，去渣，大温服，空心食前。"

《内外伤辨惑论》中，羌活胜湿汤见于"饮食劳倦论"之下，《脾胃论》中，羌活胜湿汤见于"分经随病制方"之下。"饮食劳倦论"是《内外伤辨惑论》"卷中"第一部分，对应春升。"分经随病制方"是强调治疗经脉病证当分别经脉制方用药。从这两个出处我们可以读出：羌活胜湿汤治疗的病变以升浮不足为主，羌活胜湿汤是李东垣对经脉病变分经论治的例举方。

关于升浮降沉，前面多次提及，我们已不陌生。羌活胜湿汤七味药，六味"风升生"药和一味"湿化成"药，重在风药春升。

分经论治也是内伤学说的临证特色之一。分经论治，说简单点，就是按脏腑经络（病变）用药。

药物有归经属脏之说，从张元素开始。内伤学说治疗针对的是"正气"，是脏腑、经络、气血津液，使用药物一定要讲究归经属脏，如治疗心火需要用入心经的黄连而不可以用入肝经的龙胆草，治疗太阳经风寒需要用入太阳经的羌活而不可以用入少阳经的柴胡，等等。

有人说，《伤寒论》中也分经用药呀，麻黄治太阳，柴胡治少阳，石膏治阳明，等等。

实际上，麻黄汤治疗的是太阳病，小柴胡汤治疗的是少阳病，白虎汤治疗的是阳明病。到宋代才开始说麻黄汤治疗太阳经病，小柴胡汤治疗少阳经病，白虎汤治疗阳明经病。直到金元，张元素创立药物归经属脏之说，临床中使用药物才开始讲究分经论治。在这里，李东垣用羌活胜湿汤示例治疗经脉病证如何分经论治。

羌活胜湿汤治疗太阳经病，七味药中，羌活、藁本、防风、蔓荆子四味药都是太阳经本经药。

或问，独活入足少阴肾经，川芎入少阳经、厥阴经，方中为什么使用这两味药呢？

似乎可以这样解释：足太阳膀胱经络肾，羌活胜湿汤主治中也有腰痛属下焦者，因此加用独活。加用川芎者，取川芎"治风通用"（《汤液本草》）。

或问，上面举例中，治疗心火，治疗太阳经风寒，这不是针对邪气的治疗吗？

我们说，外感学说中的治疗是针对邪气，是祛除人体原本没有的邪气；内伤学说中的治疗是针对正气，是恢复人体（脏腑、经络、气血津液）原本的状态。泻心火，在外感学说中治疗的对象是火，在内伤学说中治疗的对象是心。治太阳经风寒，在外感学说中治疗的目标是祛除风寒，在内伤学说中治疗的目标是太阳经气畅通。二者差别，需要我们在临证中仔细体会。

关于羌活胜湿汤的主治，《内外伤辨惑论》中是这样论述的："肩背痛不可回顾者，此手太阳气郁而不行，以风药散之。脊痛项强，腰似折，项似拔，此足太阳经不通行，以羌活胜湿汤主之。"

《脾胃论》中也载有该方，对方证的论述与上文稍有出入，主症中有头痛一症。

手太阳小肠经"上循臑外后廉，出肩解，绕肩胛，交肩上"。风寒湿邪外侵手太阳经致经气"郁而不行"可引起肩背痛不可回顾。

足太阳膀胱经"其直者，从颠入络脑，还出别下项，循肩膊内，挟脊抵腰中，入循膂，络肾属膀胱；其支者，从腰中下挟脊贯臀，入腘中……贯踹内，出外踝之后，循京骨，至小指外侧"。

风寒湿邪外侵致经气"不通行"可引起经脉循行部位的病证，

如脊痛、项强、腰似折、项似拔、头痛等。

可以这样认识：羌活胜湿汤的主治症状以疼痛为主，可见头痛、项强、肩背痛、腰脊痛等。病机当为风寒湿邪痹阻太阳经脉。治疗需要"以风药散之"，用药以辛温祛风散寒胜湿药为主。

清代医家吴昆在《医方考》中是这样对羌活胜湿汤进行方解的："外伤于湿，一身尽痛者，此方主之。脾胃虚弱，湿从内生者，二陈、平胃之类主之；水停于膈，湿胜濡泻者，六一、五苓之类主之。水渗皮肤，肢肿黄胀者，五皮、茵陈之类主之。今湿流关节，非上件所宜矣。经曰：风胜湿。故用羌、防、藁、独、芎、蔓诸风药以治之。以风药而治湿，如卑湿之地，风行其上，不终日而湿去矣。又曰：无窍不入，唯风为能。故凡关节之病，非风药不可。用甘草者，以风药悍燥，用以调之，此之谓有制之兵也。"

方解中似乎重在强调主治，重点强调湿邪，强调关节病变。主治湿邪夹风寒痹阻经脉、关节。

《续名医类案》中载一案："张三锡治一人，体厚，自觉遍身沉重，难于转侧，两膝时痛肿，不红不硬，六脉濡弱，天阴更甚。作湿郁治，加减羌活胜湿汤，不十剂愈。"

羌活胜湿汤治疗湿郁，湿郁表现为体厚、身重、关节肿痛、脉濡等。

或问，羌活胜湿汤主治的是外感病还是内伤病？

从组方到主治，似乎外感病无疑。

本方出自《内外伤辨惑论·卷中》的"饮食劳倦论"之下，补中益气汤之后。李东垣在"卷上"明辨外感、内伤，并且反复强调明辨外感、内伤的重要性。在"卷中"按升、浮、降、沉列举对内伤病的组方治疗，没有理由在阐述内伤病证治的同时随意插入治疗外感病的方证呀。

本方证当为在内伤基础上的外感病。这一点往往被后学者所忽略。

李东垣治疗内伤基础上的外感病，善于补益药与祛邪药混处一方，这是李东垣处方特点之一。表面上看，羌活胜湿汤只为祛邪而设，并没有使用补益药。但宿病和新感同见时，李东垣也常常先治新感，后治宿病，只是在治疗新感时重视宿病，重视脏腑机能的恢复。

前面我们提到过李东垣自治泄泻一案。案中明言"予病脾胃久衰，视听半失"，内伤（宿病）无疑，而新感寒湿，导致泄泻。案中并没有用补中益气和祛寒化湿同治，而是用"羌活、独活、升麻各一钱，防风半钱，炙甘草半钱"，升阳化湿为治，先治新感寒湿。只是在治疗新感时，注重了脾气升清功能的恢复。

同理，羌活胜湿汤也为新感而设，也为祛邪而设，同时具有恢复脾气升清功能的作用。

为什么要强调羌活胜湿汤主治的是外感病还是内伤病呢？

强调羌活胜湿汤证有无内伤的意义之一在于方中药物剂量的使用。

羌活胜湿汤原方用量极小，一剂药四钱三分，即使是考虑到煮散、顿服这些影响因素，用量仍然是很小的。

也许有人会说，李东垣用药剂量都小。其实这是一种误解。李东垣在当归补血汤中，黄芪用一两。《东垣试效方》中，在治疗"冯内翰叔献之侄"一案中，姜附"顿服八两"。应该说，李东垣用方、用量是依证而设，小量仅是较为明显的特点而已。

如果单从治疗外感的角度、单从祛邪的角度去认识羌活胜湿汤，显然这么小的剂量是不堪胜任的，这要比张子和所倡导的"速攻之"、吴鞠通所说的"治外感如将"境界低了许多。

这样的用量，李东垣是考虑到了外感背后的内伤。

还有，本方属祛风胜湿剂。祛风胜湿，用量也应该小。

我们看一则医案：

伍某，女，30岁。2个月来，两个耳朵如有物堵塞感，听力明显减退，有时耳内有微微作痒的感觉，某院诊为分泌性中耳炎。住院治疗20多天，先用西药治疗无明显改善。细察其症，除两耳发堵微聋之外，并见两侧耳道内有少量渗液出现，头晕头重，下肢沉重，舌苔薄白，脉濡缓者，湿也；阻于耳窍者，风也。合而论之，乃风湿夹热阻于耳窍所致，拟用散风除湿清热，羌活胜湿汤加减。

处方：羌活4g，独活4g，蔓荆子1.5g，甘草2g，防风1.5g，川芎1.5g，防己6g，藁本1.5g。

服药3剂之后，两耳发堵、耳聋减轻均达70%左右，继服5剂竟诸症消失而愈。

某医问：余亦曾用本方数剂而不效，为何老师用之反效也？

答曰：湿邪者，重浊黏滞难化之邪也，其在上者当发之、散之，然而散之、发之太过则但风气去而湿气在，故只可以小剂风药治之。东垣之治用此方用小剂者就在于此，你所以用此方不效者，恐风药大剂所致耳。

某医曰：诚然如此。

这是当代医家朱进忠在《难病奇治》一书中用羌活胜湿汤治疗中耳炎的一则医案。

祛风胜湿，用量宜小不宜大。

羌活胜湿汤治疗在内伤基础上的外感病。那么，如果内伤表现较甚，同时又见羌活胜湿汤证，在使用羌活胜湿汤时，可不可以加用补益药，或与补益方合方呢？

答案是肯定的，这种用药法也是李东垣所擅长的。

在《东垣试效方》一书中也有一羌活胜湿汤，是以案例的形式记录的，但组成与我们习用的羌活胜湿汤不同。细读这则案例，似可当作上述羌活胜湿汤在临床上的灵活加减运用来学习。

原案是这样的：

张耘夫，己酉闰二月尽，天寒阴雨，寒湿相杂，因官事饮食失节，劳役所伤，病解之后，汗出不止，沾濡数日，恶寒重，添厚衣，心胸间时烦热，头目昏愦上壅，食少减。此乃胃中阴火炽盛，与外天雨之湿气、峻热两气相合，令湿热大作，汗出不休，兼见风邪以助东方甲乙。风药去其湿，以甘寒泻其热，羌活胜湿汤主之。

羌活胜湿汤：炙甘草三分，黄芪七分，生甘草五分，生黄芩、酒黄芩各三分，人参、羌活、防风、藁本、独活、细辛、蔓荆子、川芎各三分，升麻、柴胡各半钱，薄荷一分。

上件都作一服，水二大盏，煎一盏半，细辛以下入轻清四味，再上火，煎至一盏，去滓，热服之，一服而止，诸症悉去。

这则医案载于《东垣试效方·卷九》"杂方门"中。

本案病程较长，见症较杂，虚实寒热俱见，能"一服而止，诸症悉去"者，非临证高手不可为，且应该精于治内伤者。

方中用药极杂，典型的李东垣用药风格。但仔细分析，组方实由补中益气汤合羌活胜湿汤化裁而来。方中以补中益气汤去白术、当归、陈皮，加黄芩，"甘寒泻其热"；以羌活胜湿汤加细辛、薄荷，"风药去其湿"。

羌活胜湿汤方后有加减："如身重，腰沉沉然，经中有寒湿也，加酒洗汉防己五分，轻者附子五分，重者川乌五分。"

附子、川乌祛寒，防己祛湿，都有通经之功。

治疗寒湿腰痛，有用羌活胜湿汤加防己、附子（川乌）的机会。

经方中，甘姜苓术汤治疗寒湿腰痛。《金匮要略·五脏风寒积聚病脉证并治第十一》第16条："肾着之病，其人身体重，腰中冷，如坐水中，形如水状，反不渴，小便自利，饮食如故，病属下焦，身劳汗出，衣里冷湿，久久得之，腰以下冷痛。腹重如带五千钱，甘姜苓术汤主之。""甘草、白术各二两，干姜、茯苓各四两。

上四味，以水五升，煮取三升，分温三服，腰中即温。"

同治寒湿腰痛，两方如何区别运用？

相对而言，羌活胜湿汤加防己、附子（川乌）治疗寒湿自外受者，甘姜苓术汤治疗寒湿自内来者。

羌活胜湿汤证常见什么脉象？

"湿邪为病，脉无定体。"但寒湿郁滞经脉，细脉、紧脉较为常见。

易思兰治宗室毅斋，年五十二，素乐酒色，九月初，忽倒地，昏不知人，若中风状，目闭气粗，手足厥冷，身体强硬，牙关紧闭。有以为中风者，有以为中气中痰者，用乌药顺气散等药俱不效。有作夹阴治者，用附子理中汤，愈加痰响。五日后召易诊，六脉沉细紧滑，愈按愈有力。曰：问此何病？曰：寒湿相搏，痉病也。痉属膀胱，当用羌活胜湿汤主之。先用稀涎散一匕，吐痰一二碗，昏愦即醒，随进胜湿汤六剂全愈。以八味丸调理一月，精神复常。其兄宏道问曰：病无掉眩，知非中风。然与中风、中痰、夹阴，似亦无异，何以独以痉名之？夫痉缘寒湿而成，吾宗室之家，过于浓暖有之，寒湿何由而得？易曰：运气所为，体虚者得之。本年癸酉，戊癸化火，癸乃不及之火也。经曰：岁火不及，寒水侮之。至季夏土气太旺，土为火子，子为母复仇，土挟制水。七月八月，主气是湿，客气是水，又从寒水之气，水方得令，不服土制，是以寒湿相搏，太阳气郁而不行，其症主脊背项强，卒难回顾，腰似折，项似拔，乃膀胱经痉病也。宏道曰：痉缘湿而成，乌药顺气等药，行气导痰去湿者也。附子理中，去寒者也，何以不效？用胜湿汤何以速效？易曰：识病之要，贵在认得脉体形症。用药之法，全在理会经络运气。脉症相应，药有引经，毋伐天和，必先岁气，何虑不速效耶？夫脉之六部俱沉细紧滑，沉属里，细为湿，紧为寒中，又有力而滑，此寒湿有余而相搏也。若虚脉之症，但紧细而不滑。诸医以为中风，风脉当浮，今不浮而沉，且无眩掉等症，岂是中风？以为中气中痰，痰气之脉不紧，今脉紧而体强直，亦非中气中痰，故断为痉病。前用乌药、附子理中汤，去寒不能去湿，去湿不能去寒，又不用引经药，何以取效？胜湿汤，藁本、羌活乃太阳之主药，通利一身百节，防风、蔓荆能胜上下之湿，独活散少阴肾经之寒，寒湿既散，病有不瘳者乎？

这是《续名医类案》中记载的一则医案。

用羌活胜湿汤治疗寒湿痉病，治疗昏不知人、目闭气粗、手足厥冷、身体强硬、牙关紧闭、六脉沉细紧滑的病证，应该是我们不容易想到的。但从辨证到用方，却又在情理之中。

第十四讲：郁火治当升阳

——谈升阳散火汤方证

张怀久乃郎，年方及冠，遍身忽发疮疹，形如麻粒。询诸疡科，内以凉血托里之剂，外以药汤沐浴，其疮尽伏，以致湿热内攻，恶寒发热，头痛身疼。延医又误为疟症，投以清脾饮服之，以致寒不成寒，热不成热，人事昏惑，绝粒不进。乃叩于余。脉颇浮数，问之不应，扪之身热，视之唇舌俱淡。此风热内蕴，抑遏于中，若不外达，势必内攻脏腑，机窍尽闭而毙。当与升阳之药，提出肌表。与升阳散火汤二剂，遍身发热，躁扰不安。其家惊惶，促余再视。其身虽热，而问之能答，则神识将清，且粥饮亦进，则胃气有权。余曰，吉也。夫躁扰不安者，正邪气外达之征，明日毒气外出，则内可安。更与辛凉解表之法，以人参败毒散二剂，果然疮疹尽皆发出，形如绿豆粒。再与前法，疮皆灌脓结痂而安。仍与清散药而健。须知此症若不如此施治，脏腑能堪此毒乎？

这是《谢映庐医案》中的一则案例。

皮肤疮疹，初起表证，本当用汗法祛邪外出。误用内外同治，留邪内伏，致寒热起伏。又误认为疟症，用偏于治里、和解温燥的清脾饮治疗，内伏之邪蕴结，终至神昏不食、寒热往复。当下面对的患者情况是：恶寒发热往复，扪之身热，脉象浮数，似为表证，或为太阳、少阳合病。而神昏不应、水谷不进、唇舌俱淡，又似为里证，或者单纯由太阳、少阳合病无法解释。此时该怎么辨证和治疗呢？

病起于表，恶寒发热、头痛身疼。没有得到及时表散，误治引起神昏不应、水谷不进，应该是表邪入内。入到哪儿呢？没有明显上、下焦见症，根据水谷不进，首先考虑到中焦脾胃。但邪未全入，尚有寒热、脉浮，提示邪有外出之机。邪入中焦，如何使邪外出？直接用发汗开表，无法祛内入之邪。医者很巧妙地先用升阳散火汤之升浮，把邪从脾胃提出肌表，再用人参败毒散发出肌表之邪。

用药如用兵。将帅临阵强调推演，医者临证也需要推演，尤其是面对复杂、疑难病证者。

本案治疗绝妙之处在于首用升阳散火汤提邪出表。而做到这一步，非熟谙李东垣内伤学说者不能。

升阳散火汤出自李东垣的《内外伤辨惑论·卷中》。升阳散火汤的组成："升麻、葛根、独活、羌活、白芍药、人参以上各五钱，甘草（炙）、柴胡以上各三钱，防风二钱五分，甘草生二钱。"

用法："上件㕮咀，如麻豆大，每服称五钱，水二盏，煎至一盏，去渣，大温服，无时，忌寒凉之物。"

升阳散火汤由 10 味药组成，其中升麻、柴胡、葛根、羌活、独活、防风六味药属"风升生"类，助阳气升浮，解阳气郁滞。《医方集解》中说："此皆味薄气轻，上行之药，所以升举阳气，使三焦畅遂，而火邪皆散矣。"同时佐用人参、炙甘草甘温补脾胃之气，佐用生甘草泻已成之阴火。

至于佐用白芍药，一以佐治风药，散中有收，不使升散太过；一以佐助生甘草甘寒以泻阴火。

升阳散火汤的主治是什么？

《内外伤辨惑论》中是这样论述的："治男子妇人四肢发困热，肌热，筋骨间热，表热如火燎于肌肤，扪之烙手。夫四肢属脾，脾者土也，热伏地中，此病多因血虚而得之也。又有胃虚，过食冷物，郁遏阳气于脾土之中，并宜服之。"

分析升阳散火汤的主治，特征之一是"热"：四肢热、筋骨间热、肌热、表热如火燎。多四肢热甚于躯体热，患者自我感觉热从里往外蒸。这种热不同于伤寒初起自觉体表外束之热，也不同于温病自觉表里三焦大热。

特征之二是"困"，四肢困。独显四肢困，不同于外感热病之周身困。

升阳散火汤散火、治热。那么，升阳散火汤所治的热是如何形成的？

升阳散火汤所治之热的形成，历代医家说法不一。有代表性的说法有：张景岳在《景岳全书》中认为是"寒邪郁遏阳气"，张秉成在《成方便读》中认为是"外来之火，郁于表分"。一是外来寒邪，一是外来火邪，都是"外感"。

很显然，治疗外感，一定不是李东垣的本意。

李东垣说，升阳散火汤证的成因是因"血虚"致"热伏地中"，或因"胃虚，过食冷物"致"郁遏阳气于脾土之中"。

什么是"血虚"？

《素问·调经论篇第六十二》中说："气之所并为血虚，血之所并为气虚。""有者为实，无者为虚，故气并则无血，血并则无气。"

王冰说："气并于血则血少，故血虚。血并于气则气少，故气虚。"

并，作偏盛解。

李东垣这里所说的"血虚"，是指气相对偏盛而言。"热伏地中"，怎么能说是"多因血虚而得之"呢？

内伤脾胃，升降浮沉障碍，气郁于中，即为"血虚"（气偏盛于血）。气郁化生阴火，即为"热伏地中"（地，即脾土）。因此说，"热伏地中""多因血虚而得之"。

这样分析下来，李东垣文中的血虚、热伏地中和胃虚、郁遏阳气于脾土之中含义类同。我们对升阳散火汤的主治证候可以这样认识：内伤脾胃，升浮无力，气郁于中，化生阴火，阴火弥散外达引起四肢、肌表热证。如过食冷物，可加重气郁于中。

升阳散火汤所治证候的关键病机在于升浮无力，主要表现在于阴火所致的热证。因此，治疗上需要通过升阳以散火。

"朱丹溪治一人，夜间发热，早晨退，五心烦热无休，六脉沉数。此郁火也。用升阳散火汤，热退。以四物加知、柏，佐以干姜，调理而安。"

"一妇每夜分即发热，天明渐止。自投四物汤，反加呕恶。诊得左关微急，而右寸关弦数有力。询之，经后食梨，午后遂热起。正丹溪所谓胃虚过食冷物，抑遏阳气于脾土之中。此病皆因血虚而得者，遂以升阳散火汤，一服热已。后用四物去地黄，加枳、术、陈皮，健脾养血，调理而愈。"

这是《续名医类案》中所载两案。都是夜间发热早晨退，案一是"热伏地中""因血虚而得"，案二是"胃虚，过食冷物，郁遏阳气于脾土之中"。

"热伏地中"，不但可以表现为热，还可以表现为寒，还可以表现为疟。《谢映庐医案》中载有使用升阳散火汤治疗疟病的两则医案：

"杨有成先生，患疟两月，历试诸药弗效。其疟独热无寒，间日一发，口不渴，身无汗，自觉热从骨髓发透肌表，四肢如焚，扪之烙手，视舌润，脉又沉迟。窃思果属瘅疟，安得脉不弦数，口不作渴，且神采面色，不为病衰耶？此必过食生冷，抑遏阳气于脾土之中。阳既被郁，郁极不通，而脾主信，故至期发热如疟也。治之之法，必使清阳出上窍，浊阴归下窍，则中焦之抑遏可解。与升阳散火汤，果汗出便利而安。"

"附：陈友生病疟，脉象形色悉同，唯独寒无热，医治三月不痓，察其溺短无汗，知为外寒内热，伏火畏寒之症。盖火郁土中，而脾土主信，故至期如疟，唯有发之一法，亦与升阳散火汤而愈。"

两案后有按语："此二症一寒一热，俱用升阳散火汤，无非升发脾阳，与古人以肾气汤，治消渴溺多，又治水肿溺少，一开一阖，无非蒸动肾气，非深造微妙者，难与语也。男澍谨识。"

杨案，阴火外出为热；陈案，阳气被郁为寒。

前面"张怀久乃郎"医案中，所治病证并非典型的内伤脾胃、阴火弥散的证候，所用升阳散火汤也不是取用其升阳、散火的作用，那么为什么会用到升阳散火汤呢？

升阳散火汤具有升提阳气和外达阳气的作用，那么也具有升散邪气（寒热之邪）的作用。或者说，通过升达阳气起到升散邪气的作用。

这是后世的医家们通过"明理"扩大了升阳散火汤的使用范围。

"接方"，是临床上很重要的内容之一。使用升阳散火汤取效后该如何接方呢？

通常来说，升阳散火汤证的病变根本在于内伤脾胃，使用升阳散火汤取效后，如需善后，当用补中益气法，方如补中益气汤。

升阳散火汤以升阳为主，补中、泻阴火为佐。补中益气汤以补中为主，升阳、泻阴火为佐。

《医宗必读》中载一案："淮安郡侯许同生令爱痢疾腹痛，脉微而软。余曰：此气虚不能运化精微，其窘迫后重者，乃下陷耳。用升阳散火汤一剂，继用补中益气汤十剂，即愈。"

痢疾腹痛因于脾胃气虚，阳气下陷不能升浮，故先用升阳散火汤升浮阳气为主，接方用补中益气汤补中益气为主。

本案为什么不直接用补中益气汤？

治病讲究标本先后，首方侧重阳气升浮，接方侧重补中益气，较直接补中益气效捷。

为什么前面《续名医类案》两则医案中都是用四物汤加减善后而不是用补中益气汤加减善后呢？

两则医案中应该是证候中原本有肝血虚存在。

升阳散火汤证的脉象如何？

前面诸案中，脉象表现有脉浮数、右寸关弦数有力、脉沉数、脉沉迟、脉微而软，等等。

可见，升阳散火汤证"脉无定体"，明理为要，总需脉证合参。

第十五讲：补血原来治表虚
——谈当归补血汤方证

一女性患者，37 岁。产后 40 余天，发热 1 周，经静脉滴注抗生素，发热不退。诊见：发热，体温可达 39℃ 以上，无明显恶寒，有少许恶风，汗出较多，纳食减少，大便欠畅，精神尚可。恶露已净，腹无不适，乳房无胀痛。口干咽干，不喜多饮。舌质淡红，舌苔白，脉大沉取无力。

本病该如何辨治？

发热、汗出、纳减、不喜多饮，舌质淡红、舌苔白、脉大，无表证，无热证。证属气虚发热？

试用当归补血汤加减治疗。

处方：生黄芪 30g，当归 6g，炒鸡内金 15g，牛蒡子 15g。2 剂，水煎服。

加炒鸡内金、牛蒡子，意在通畅大便。

24 小时内分 4 次服用 2 剂，次日就诊，发热已退，汗出减少，自觉反有疲累之感。舌质淡红，舌苔薄白，脉细缓。处以补中益气汤加减调理脾胃。

处方：党参 9g，炙黄芪 15g，生白术 15g，当归 9g，陈皮 9g，升麻 3g，柴胡 3g，炒鸡内金 15g，枳壳 9g，炙甘草 3g。7 剂，水煎服，日 1 剂。

药后无不适，停药。

本案发热、汗出、不恶寒，脉大类于洪脉，首先想到阳明病白虎汤证。但脉沉取无力，没有烦渴喜冷饮，且为产后，可除外白虎汤证。

本案发热、汗出、有恶风，脉大类于浮脉，极宜辨为桂枝汤证，或桂枝加附子汤证，或桂枝加黄芪汤证。但发热较甚、汗出较多，而恶风极轻，且不恶寒，总觉与桂枝汤类证不合。倘发热、汗多，恶风甚（恶风程度与汗多程度相关），可考虑用桂枝加黄芪汤；发热、汗多，恶风、恶寒俱甚，可考虑用桂枝加附子汤。

那，为什么辨为气虚发热呢？

脉大，无明显恶寒，考虑内伤。产后，汗多，考虑气虚。同时，没有明显里热表现，因此辨为气虚发热。

为什么不辨为血虚发热呢？

产后气血俱虚，但患者表现为汗多、脉大，因此考虑气虚，而非血虚发热。血虚发热多见脉细、无汗。

方书中，补中益气汤是治疗气虚发热的代表方，当归补血汤是治疗血虚发热的代表方。治疗气虚发热，为什么不选用补中益气汤而用当归补血汤呢？

这需要我们重新认识当归补血汤。

当归补血汤出自《内外伤辨惑论·卷中》，组方很简单："黄芪一两、当归（酒洗）二钱。"

用法："上件㕮咀，都作一服，水二盏，煎至一盏，去渣，温服，空心食前。"

当归补血汤的主治，书中是这样论述的："当归补血汤：治肌热，燥热，困渴引饮，目赤面红，昼夜不息。其脉洪大而虚，重按全无。《内经》曰：脉虚血虚。又云：血虚发热，证象白虎，唯脉不长实为辨耳，误服白虎汤必死。此病得之于饥困劳役。"

本方也见于《兰室秘藏》"杂病门"和《东垣试效方》"烦躁发热门"，文字稍有出入，内容基本相同。

当归补血汤，黄芪用一两，当归用二钱。在李东垣方剂中，属药味少、药量相对大者。

后世方书多把当归补血汤归入"补血剂"中。

补血剂，治疗血虚，为什么以大剂黄芪为君？

有学者以"阳生阴长"解释，有学者以"益气生血"解释。《医方考》中的"有形之血不能自生，生于无形之气故也"成了一句经典解读。

理论是为临床服务的。如果这样解释可行的话，临床用方者必须面对的问题是：治疗血虚，什么时候应该以补血药为主？什么时候应该以补气药为主？

血虚，当症见头晕眼花、面淡唇淡、心悸经少、舌淡脉细等表现。血虚发热，可伴见五心烦热、晚上身热、口干不喜多饮等症状。

显然，当归补血汤证所表现的肌热燥热、目赤面红、脉洪大而虚等并不是血虚的表现。

通常，血虚脉细，气虚脉弱。血虚有热脉细数，气虚有热脉可洪大而虚。结合当归补血汤所治证"得之于肌困劳役"，"证象白虎"，综合考虑，李东垣笔下的当归补血汤证应该是气虚阴火之证，治疗以大剂黄芪补气为君。

李东垣在本书"卷上"中即提到内伤不足之病"皆与阳明中热白虎汤证相似"。

"窑工某之妻，年约三十，产后患感，杂治不瘥，已两阅月。延诊，身微热，口渴，但欲漱水而不喜多饮，面若火烘，头晕目眩，脉浮大，按之虚散，与当归补血汤。记用黄芪一两、当归三钱。其夫以药味少而价昂，疑不购服，改用他药方，愈剧。逾旬复乞诊，以实告，询之症尚如前，令速照方煎服，毋得再延贻误，果三帖而安"。

这是近代医家萧琢如所著《遁园医案》中的一则案例。

身热、口渴不喜多饮、面若火烘、头晕目眩、脉浮大按之虚散，显然是气虚阴火之证，治疗以大剂黄芪补气为君。

那么，既然是气虚阴火，为什么要说"血虚""补血"呢？

文中所引《内经》"脉虚血虚"，出自《素问·刺志论》。但原文中说："此其常也，反此者病。"原文中也没有说"血虚发热"，而是说"气虚身热，得之伤暑"。

伤暑？

本方证恰好出自"暑伤胃气论"之下。

当归补血汤应该是治疗气虚伤暑发热。

那为什么李东垣说"血虚发热"呢？

在气虚的基础上，加上暑热外伤，阳气浮散太过，相对来讲，在表之气偏胜于血，即在表偏于血虚。

当归补血汤主治血虚在表者。

清代医家陈修园对李东垣是极具偏见的："尝考医论中载其人富而好名，巧行其术，邪说流传，至今不熄……"（见《长沙方歌括》）。但对李东垣所制的当归补血汤倍加推崇。

陈修园在《时方歌括》中说："凡轻清之药，皆属气分；味甘之药，皆能补中。黄芪质轻而味微甘，故能补益。《神农本草经》以为主治大风，可知其性矣。此方主以当归之益血，倍用黄芪之轻清走表者为导，俾血虚发热郁于皮毛而不解者，仍以微汗泄之。故症象白虎，不再剂而热即如失也。元人未读《本经》，此方因善悟暗合，其效无比。究之天之仁爱斯民，特出此方，而假手于元人，非元人识力所可到也。"

认可其方而不认可其人，因此只能用"善悟暗合"这类词语。

"元人"，是对李东垣的不敬之称。

尽管小量当归为主、大量黄芪为导之说不足以让人信服，但"血虚发热郁于皮毛而不解者，仍从微汗泻之"值得临证者品味。

其实，也有一部分医家意识到了当归补血汤证的病位在表，只是囿于"血虚""补血"而没有从理论上说清。如清代医家张璐在《伤寒绪论》中说："气虚则身寒，血虚则身热，故用当归调血为主。然方中反以黄芪五倍当归者，以血之肇始本乎营卫也。每见血虚发热，服发散之药则热转剧，得此则泱然自汗而热除者，以营卫和则热解，热解则水谷之津液，皆化为精血矣。"

方药作用于营卫，药后汗出而热解，显然病位在表。

上述两家之说都不符合李东垣的本意，但都提到汗而热解，都从临床角度认识到当归补血汤证病位在表。

当归补血汤可以看作补中益气汤的加减方。

相对来讲，当归补血汤的病位在表，且阴火的形成主要因于气虚伤暑，并无明显脾胃升降障碍表现，故不用补中益气汤中补中气的人参、白术、炙甘草和恢复气机升降的升麻、柴胡、陈皮，而只取用黄芪、当归。考虑到阳气浮散，阴火又盛，加之暑热耗气，故黄芪、当归取用较大剂量（尤其黄芪），意在实卫，意在救急。

同为治疗暑热伤人之气虚发热，清暑益气汤与当归补血汤两方证的主要区别在于，前者有湿热内滞和升降失常，而后者没有。

这里把当归补血汤、补中益气汤、清暑益气汤三张方剂作了类比。实际上，这三张方剂的主治，在李东垣笔下都是"救急"的，在《内外伤辨惑论》中都是以"救急"的身份出场的。

当归补血汤证病位在表，主治为表气虚。那么，当归补血汤方与我们临床上常用的治疗病位在表的桂枝汤方、玉屏风散方有什么不同？

桂枝汤治疗的是邪阻肌表引起的营卫不和，治疗重在通、重在和；玉屏风散治疗的是卫表气虚不固，治疗重在补、重在固；当归补血汤治疗的是在内伤基础上，由于其他原因（如伤暑）导致突发的表气虚，治疗重在补、重在救急。

当然，后世医家基于当归补血汤可以治疗在表的气虚或气血虚，适当加减多应用于诸多慢性疾病的治疗中。如山西名医门纯德即善用当归补血汤加味治疗外科疮疡疾患。

门老在《名方广用》中说："当归补血汤亦谓补气托毒，养血生肌之良方。余多年在此方基础上加金银花 30g、甘草 9g，自命外科保元汤治疗诸多疮疡疾患，其效益彰。"

顾某，男，13 岁。患儿左肢胫骨，肌肉外露，溃破 3cm×7cm，疮口淡红、湿润，常流脓血水，有时伴有米泔样物质，多方求治，久不愈合。诊其形体较瘦，面色不泽，低热烦渴，脉大而虚。以自拟外科保元汤治之。

处方：黄芪 30g，当归 15g，金银花 20g，甘草 9g。水煎服，10 余剂。

半月后，疮口发痒，新肉长出，创面缩小，继以自拟外科保元汤与自拟归胶天灵丸二方治之，处方如下：

第一方：黄芪 30g，当归 15g，金银花 15g，甘草 9g，水煎饭前服。

第二方：当归 120g，鹿角胶 30g，天灵（煅）30g，川芎 20g，蜥蜴（焙）2 条，鼠妇（阴干）50g，熟地黄 120g，川贝母 50g，肉桂 10g，玄参 120g，牡蛎 60g，上药杵为细末以夏枯草 50g 煎汤去渣，取汁浓缩加蜜适当为丸，日服 12g。

上二方隔日服用，共服四月余，疮口愈合。

这是《名方广用》中的一则案例。

病位在表，气虚血弱，热毒滞留。治以当归补血汤为底方加减益气养血托毒。

在陈修园著作中，当归补血汤主要是用来治疗血证的。

《时方妙用》："妇人血崩……若脱血之顷，不省人事，大汗不止者，宜参附汤。贫者以当归补血汤加熟附子二三钱。"

《医学三字经·妇人经产杂病》："血大下，补血汤。"自注："胎，犹舟也。血，犹水也。水满则舟浮。血下太早，则干涸而胎阻矣，宜当归补血汤加附子三钱。欲气旺则血可速生，且欲气旺而推送有力，加附子者取其性急，加酒所以速芪、归之用也。"

血脱、血崩，急以大剂黄芪益气升提摄血，少佐当归和血补血，使血归其所归之所，确属对证良方。但这种用法已超越了李东垣制方本意，属方剂的拓展应用。

翟竹亭所著《湖岳村叟医案》中载一案："东关王明升妻，因经水适来，夫妇闹气，大怒之后，天癸遂停，由此腹疼，亦不甚重。至五月急下败血臭物，如梅杏者二十余块，立时昏晕欲绝，急迎余疗。诊得六脉如丝，余知气随血奔。时珍曰：血脱补气。遂用黄芪补血汤：炙黄芪180g，当归30g。日连二剂，病去四五，后改十全大补，服八帖方收全功。"

当归补血汤，救脱须用大剂。

近代医家唐容川在《血证论》中对当归补血汤的认识着眼于"气"，着眼于"外充""内摄"："此方以气统血，气行则血行。外充皮肤则盗汗、身热自除，内摄脾元则下血、崩漏能止。"可谓识当归补血汤者。

第十六讲：阳痿因于食伤

——谈积术丸方证

一男性患者，45 岁。近几年身体状况不如从前，要求调理。自诉白天乏力、头脑昏沉，随时随地都可以睡着。晚上打鼾，有时可憋醒。纳食不香，大便黏滞，脘腹痞胀。体胖、腹大、面暗，舌质暗红，舌苔浊腻，脉缓。

平素吸烟、饮酒，时有醉酒。

本案该如何辨治？

寒热不显，从六经辨证似乎较难。

从脏腑辨证，病位在中焦脾胃？还是三焦？病机属虚？还是属实？

似乎不好辨。

从升降浮沉辨证：乏力、头脑昏沉，属脾虚清阳不能上升；脘腹痞胀、大便黏滞、舌苔浊腻，属胃实浊阴不能下降。

该如何治疗呢？补虚泻实、升清降浊？

患者中年体壮，日食肥甘，考虑清阳不升缘于浊阴不降。治当降泻浊阴为先。

处方：生白术 30g，炒枳实 15g，炒鸡内金 18g，全瓜蒌 24g。14 剂，水冲服，日 1 剂。

上方连续服用 28 剂，患者大便畅快，脘腹痞胀缓解，打鼾有减轻，精神明显好转，舌苔转为薄腻。自述周身清爽许多，同时补诉，阳痿三四年，连想法也没有，最近有了，也不痿了。

上方加党参 9g，继服 28 剂。

嘱其饮食素淡，不乱服补药。

阳痿，虚证多责之于肾，肾气丸、右归丸等方为常用方；实证多责之于肝，四逆散、龙胆泻肝丸等方为常用方。

上方对阳痿有效，什么方？治疗阳痿的机理是什么？

上方是枳术丸加减方，治疗食积腑实。案中阳痿，可以看作因于饮食伤。食伤脾胃，气机升降浮沉障碍，上影响到心神，下影响到下焦气机，进而引起阳痿。服用枳术丸加减方后，脾胃得健，气机得畅，心神愉悦，阳痿自愈。

治疗饮食伤，我们首先想到的是朱丹溪的保和丸，其次是张仲景治疗宿食的大承气汤。我们还应该知道，易水学派医家们治疗饮食伤的代表方剂：枳术丸。

枳术丸出自李东垣《内外伤辨惑论·卷下》："易水张先生枳术丸：治痞，消食，强胃。白术二两，枳实麸炒黄色去穰一两。上同为极细末，荷叶裹烧饭为丸，如梧桐子大，每服五十丸，多用白汤下，无时。"

李东垣说："易水张先生，尝戒不可用峻利食药，食药下咽，未至药丸施化，其标皮之力始开，便言空快也，所伤之物已去；若更待一两时辰许，药尽化开，其峻利药必有情性，病去之后，脾胃安得不损乎？脾胃既损，是真气元气败坏，促人之寿。"

这是枳术丸的立方背景。

峻利食药，指当时治疗食伤积聚比较常用的含有巴豆的药丸。翻阅《太平惠民和剂局方》，治疗饮食伤的丁香丸、小丁香丸、丁香脾积丸、秘传神仙消痞丸、挨积丸、进食丸、感应丸、酒癥丸、备急丹、水浸丹、紫霜丸等丸药，处方中都用到了巴豆，可见当时这类药丸使用的广泛。巴豆辛热，有大毒，通泻积滞同时，又易伤损脾胃之气，因此说："峻利药必有情性。""脾胃既损，是真气元气败坏。"

"当时说下一药，枳实一两，麸炒黄色为度，白术二两，只此二味，荷叶裹烧饭为丸。"

老师给弟子讲学，口授一方，因此说"说下一药"。

枳术丸是张元素"课徒"之方。

烧饭是什么？荷叶怎么裹烧饭为丸呢？

《韩氏医通》中有"枳术丸烧饭法"："易水张氏制此方，东垣晚年始悟用荷叶中虚之义，讵意东南人不识北方烧饭无甑，类呼为烧，遂讹以荷叶包饭入灰火烧煨，虽丹溪亦未之辨。古诗云：瓶中有醋堪烧菜是也。"具体用法是，先将白术、枳实为末，"先用新碧荷叶数十，煮汤去叶，入粳米，亦如寻常造饭之法，甑内以荷铺盖，北方无甑，亦随常法，但米入汤，自然透绿，方全气味，饭成，乘热以药末揉拌成剂，为丸，食后任饮下"。

"荷叶裹烧饭"，应该是"荷叶烧饭"。

李时珍在《本草纲目》中列有"荷叶烧饭"。书中记录荷叶烧饭"厚脾胃，通三焦，资助生发之气。"同时指出："凡粳米造饭，用荷叶汤者宽中，芥叶汤者豁痰，紫苏汤者行气解肌，薄荷汤者去热，淡竹叶汤者辟暑，皆可类推也。"

李东垣对枳术丸的组方做了进一步的解读："以白术苦甘温，其甘温补脾胃之元气，其苦味除胃中之湿热，利腰脐间血，故先补脾胃之弱，过于枳实克化之药一倍。枳实味苦寒，泄心下痞闷，消化胃中所伤。此一药下胃，其所伤不能即去，须待一两时辰许，食则消化，是先补其虚，而后化其所伤，则不峻利矣。当是之时，未悟用荷叶烧饭为丸之理，老年味之始得，可谓神奇矣。荷叶之一物，中央空虚，象震卦之体。震者，动也，人感之生足少阳甲胆也；甲胆者风也，生化万物之根蒂也……荷叶之体，生于水土之下，出于秽污之中，而不为秽污所染，挺然独立。其色青，形乃空，青而象风木者也。食药感此气之化，胃气何由不上升乎？其主意用此一味为引用，可谓远识深虑，合于道者也。更以烧饭和药，与白术协力，滋养谷气而补令胃厚，再不至内伤，其利广矣大矣！"

简单理解：两份白术健脾强胃，一份枳实下气消食，佐用荷叶升清，烧饭厚脾胃。

张元素当时在说"法"，李东垣在这里也是说"法"。

李东垣晚年悟到荷叶烧饭为丸之理，是什么理？

使用枳术丸时，或者说在治疗内伤食积时，时刻要想到脾胃的健旺和脾胃的升降。治疗用药的目的是恢复脾胃的正常纳运和升降，而不仅仅是消食。往大一些说，临床用药，不仅仅要祛邪，更重要的是复正。

张元素是如何制出枳术丸的？

王好古在《阴证略例》中指出："枳术丸：本仲景汤也，易老改丸。治老幼虚弱，食不消，脏腑臭。"

张元素制枳术丸，源于张仲景枳术汤。

《金匮要略·水气病脉证并治第十四》中有枳术汤："心下坚，大如盘，边如旋盘，水饮所作，枳术汤主之。枳术汤方：枳实七枚，白术二两。上二味，以水五升，煮取三升，分温三服，腹中软即当散也。"

病位在心下，症状为痞积如盘，病机为饮停气滞。治疗以枳实苦泻消痞、降气破积为主，合以白术健脾化饮。

清代医家张璐在《张氏医通》中指出："东垣枳术丸，本仲景枳术汤，至晚年道进，用荷叶烧饭为丸，取留滓于胃也。太无曰：金匮治水肿心下如盘，故用汤以荡涤之；东垣治脾不健运，故用丸以缓消之。二方各有深意，不可移易。"

可以肯定，枳术丸源于枳术汤。但二方的主治已全然不同。仲景的枳术汤治饮、治气、治积，而易老的枳术丸治虚、治食、治痞。

枳术丸是如何治疗饮食伤的？

治疗饮食所伤，如单纯着眼于邪实，即食积，我们通常会选用平胃散、保和丸、小承气汤或大承气汤等方，"焦三仙""焦四仙"、牵牛子等为常用药物。

显然，枳术丸与上述用药有别，方中重用白术为君，侧重着眼于正气，即"胃气"（脾胃之气）。正如李东垣所说："白术者，本意不取其食速化，但久令人胃气强实，不复伤也。""夫内伤用药之大法，所贵服之强人胃气，令胃气益厚，虽猛食、多食、重食而不伤，此能用食药者也。"

治疗的目的不仅仅是"化其食"，更重要的是"不复伤"，这也是"易水学派"所倡导的用药境界，即"王道法"境界。大而言之，医生治病用药的目的不仅仅是缓解眼前的病痛，更重要的是使患者成为一个健康的人。

食欲，为人之第一欲望。随着生活条件的改变，饮食结构的变化，饮食所伤致病者日益普遍，很多小儿病、老年病都与饮食所伤有关。李东垣当时即指出："内伤饮食，付药者，受药者，皆以为末细琐事，是以所当重者为轻，利害非细。"时至今日，对内伤饮食病变的认识、对内伤饮食病变的治疗远没有受到医者应有的重视。

方中泻实治痞选用了枳实，消食强胃选用了白术。

枳实治痞，为仲景手法。白术强胃，是仲景没有用过的。

李东垣此处所谓的胃气是指脾胃之气、中气。东垣书中脾、胃多互称。

关于白术。

《神农本草经》载"术"有"消食"之功。

张元素在《医学启源》中指出，白术"其用有九"，其中功用之一便是"强脾胃，进饮食"。

王好古在《汤液本草》"白术"条下写道："洁古又云：非白术不能去湿，非枳实不能消痞。"

清代医家张志聪在《本草崇原》中指出："（白术）消食者，助脾土之转运也。"

清代医家黄宫绣在《本草求真》中指出："白术味苦而甘，既能燥湿实脾，复能缓脾生津。且其性最温，服之能健食消谷，为脾脏补气第一要药也……故同枳实则能治痞，同黄芩则能安胎……"

总其要言之，白术功在健脾。消食、祛湿等功效都是在健脾这一功效上派生出来的。

明代医家张景岳在《景岳全书》中指出："洁古枳术丸以白术为君，脾得其燥所以能健。然佐以枳实，其味苦峻有推墙倒壁之功，此实寓攻于守之剂。唯脾气不清而滞胜者正当用之。若脾气已虚，非所宜也。今人不察，相传为补脾之药而朝吞暮饵，或以小儿瘦弱而制令常服，则适足以伤其气助其瘦耳，用宜酌也。"

按景岳此说，那"脾气已虚"，该用何药？

自然非参（人参或党参）莫属。

景岳在此处引出了人参（党参）与白术的区别。

区别何在？

一在补脾，一在健脾。

景岳此论，"唯脾气不清而滞胜者正当用之"，可谓说中要害，有得之言。只是拘于"虚则补之"之思维条框之中，不相信本方有补脾之功，不相信本方常服可用于小儿瘦弱者。

中医临证，需要理法方药。理法方药之上，更需要一种境界，一种认识上的境界。以张景岳为代表的明清"温补学派"，在理法方药方面，为中医做出了巨大的贡献。我们在学习其理论和临证的同时，也应该注意到其整体的认识高度。

"虚则补之"，气虚用人参补气，血虚用当归补血，阴虚用熟地黄补阴，阳虚用鹿茸补阳……脾虚补脾，肾虚补肾，心虚补心，肝虚补肝……没有人会怀疑这样做的合理性，中医临床本当如此。

"虚则补之"没有错，但使虚得补可以有两种方法，一种是上述的气虚补气、阴虚补阴之直接补；另一种是解决其引起虚证的原因，促使其自身恢复正常，如气血生化于中焦，我们可以通过调节胃纳脾运来治疗气虚病证、血虚病证。

自然，在认识高度上，后一种治法要高于前一种治法。

说到这里，我们就能明白，人参可以治疗气虚，白术也可以治疗气虚，只是治疗途径有别。枳术丸治痞，也可以"补脾"，瘦弱小儿久服可以开胃健脾长肌肉，只是张景岳不能理解。

李东垣目睹了当时医生治疗内伤饮食，或以"集香丸、巴豆大热药之类下之"，或用"大黄、牵牛二味大寒药投之"，大便通下而重伤元气，转为虚损，"暗里折人寿数"，提出治疗内伤饮食，当根据所伤之物，分经用药："其所伤之物，寒热温凉，生硬柔软，所伤不一，难立定法，只随所伤之物不同，各立治法，临时加减用之"。同时，"更加升发之药，令其元气上升"。治疗的结果是"使生气增益，胃气完复"。

基于"指迷辨惑"之用心，李东垣以枳术丸为主方，"随证立方"，为我们示范了临证如何活用枳术丸治疗内伤饮食。

枳术丸加橘皮为橘皮枳术丸，"治老幼元气虚弱，饮食不消，或脏腑不调，心下痞闷"。并指出："此药久久益胃气，令人不复致伤也。"

枳术丸加神曲、大麦蘖为曲蘖枳术丸，"治为人所勉劝强食之，致心腹满闷不快"。

枳术丸加木香为木香枳术丸，"破滞气，消饮食，开胃进食"。

枳术丸加半夏为半夏枳术丸，"治因冷食内伤"。

枳术丸加黄芩、黄连、大黄、神曲、橘皮为三黄枳术丸，"治伤肉食湿面辛辣厚味之物，填塞闷乱不快"。

枳术丸加神曲、黄芩、萝卜子、红花，白术减半，为除湿益气丸，"治伤湿面，心腹满闷，肢体沉重"。

枳术丸加大黄、神曲、茯苓、黄芩、黄连、泽泻，白术减量，为枳实导滞丸，"治伤湿热之物，不得施化，而作痞满，闷乱不安"。

枳术丸加半夏、神曲、橘皮、黄芩、白矾，白术减量，为白术丸，"治伤豆粉湿面油腻之物"。

还有只用枳实而不用白术的木香化滞汤、草豆蔻丸、枳实栀子大黄汤等方。

内伤饮食，也许在很多医生处方中仅仅是简单的消食与导滞，而在李东垣笔下竟能变出这么多的方药与证治。枳术丸可加消食药，可加理气药，可加温中化痰药，可加清热燥湿药，可加苦寒泻下药，甚至可加活血药等。枳术丸或用原方，或白术减量，或不用白术，当然也有不用枳术丸者。"易水学派"医家们立方的讲究、用药的细腻是值得我们进一步学习的。

《内外伤辨惑论》，"卷中"重在论述劳倦内伤，治疗以补中益气汤为主方；"卷下"重在论述饮食内伤，治疗以枳术丸为主方。可以说，补中益气汤与枳术丸共同构建起了李东垣内伤脾胃学说的临床方药体系。

读《医学衷中参西录》，见张锡纯所拟资生汤方："治劳瘵羸弱已甚，饮食减少，喘促咳嗽，身热脉虚数者。亦治女子血枯不月。"

方药组成：生山药一两，玄参五钱，于术三钱，生鸡内金捣碎二钱，牛蒡子炒捣三钱。热甚者，加生地黄五六钱。

乍一看，所治病证较重，而用药很是简单。

读到方解时才知道精彩。张锡纯在方解中提到："《易》有之

'至哉坤元，万物资生'，言土德能生万物也。人之脾胃属土，即一身之坤也，故亦能资生一身。脾胃健壮，多能消化饮食，则全身自然健壮，何曾见有多饮多食，而病劳瘵者哉……此汤用于术以健脾之阳，脾土健壮，自能助胃。山药以滋胃之阴，胃汁充足，自能纳食……鸡内金为鸡之脾胃，中有瓷、石、铜、铁，皆能消化，其善化有形郁积可知。且其性甚和平，兼有以脾胃补脾胃之妙，故能助健补脾胃之药，特立奇功，迥非他药所能及也。方中仅此三味为不可挪移之品。"

资生汤可以"瘦身"为白术、山药、鸡内金三味药：白术健脾阳，山药滋胃阴，鸡内金消食健脾。三药组合，能使胃强脾健，饮食增而肌肉长，可谓治虚证之良方。

鉴于当前老百姓的饮食结构偏于滋腻，生活方式偏于凉快，体虚之人脾阳不健者多，胃阴不足者少。舌苔偏少的人少而舌苔偏腻的人多，可以证明这一点。这样，很多时候不需要使用滋胃阴的山药。

如果去掉滋胃阴的山药，资生汤进一步可以"瘦身"为白术、鸡内金两味药。

我在临床上常用白术配鸡内金与他方合用，用于慢性病以及难治病的治疗中，也常常用作改善体质的基础方。甚至需要使用枳术丸时，如果气滞表现不明显，也通常去枳实而代鸡内金。习用日久，学生每每问及此为何方？答枳术丸似乎不妥，因很多情况下主治已非枳术丸主治。答资生丸也不妥，因要说清楚需费很多口舌。于是顺口而答：建中汤。

与大建中汤、小建中汤没有关系。

建中汤由白术、鸡内金两味药组成，功用健脾强胃消食，用于治疗由脾胃不健所致诸病，以及诸病见有胃纳、脾运不足者。也可作为强体补益之用。大便偏干用生白术，大便偏稀用焦白术；邪实明显可随证加用祛邪药，正虚明显可随证加用补益药。

举两则案例如下。

刘某，男，74岁。"肺癌"术后1个月，气短声低，动则喘息，不饥纳少，脘腹痞满，大便多日不行，体瘦，面黄白少泽，双下肢浮肿。舌质淡暗，舌苔薄滑，脉沉细无力。

大病术后，气血阴阳俱显不足，机体呈衰败之象。死执"虚则补之"，勉为进服各种补品、补药，以及静脉滴注各种营养剂，往往成事少而败事多。人赖水谷以生，改善胃纳脾运是当下治疗之急务。治以建中汤开胃运脾，佐以五苓散化饮利水。

处方：生白术30g，鸡内金15g，茯苓12g，猪苓12g，泽泻12g，肉桂（后下）3g。7剂水煎服。

嘱日1剂，分4次服用。

二诊：药后纳食稍增，脘腹痞满好转，双下肢浮肿减轻。上方加红参6g，7剂水煎服。

三诊：诸症明显好转，纳增便畅，双下肢已不浮肿。舌质淡暗，舌苔薄白，脉沉细无力。首方去猪苓、泽泻，加红参9g，炙甘草3g，7剂水煎服。

以上方为基本方，随症加减，连续治疗3月余，诸症已无，生活自理。

本案辨证较易，虚证无疑，但选方有难度。大虚之证，如何补？补阴阳，补气血，补脏腑，似乎都可以补，都应该补。从后天之本入手，当属正道。但起手不补先运，先不用四君子汤补气健脾，而是用建中汤运脾开胃，是取效关键。

患儿王某，男，6岁。近2年来患儿屡患"扁桃体炎"，反复发热，反复静脉滴注抗生素。近1个月即发作2次，本次发作，静脉滴注抗生素7天，昨日停药。诊见：体瘦，面白，纳差，大便不调，时时清嗓。舌质淡红，舌苔薄白腻，脉细缓。

证属脾虚胃弱，邪滞肺系。治以运脾开胃为主，兼清肺系。

处方：生白术9g，鸡内金9g，焦山楂9g，桔梗6g，射干6g，浙贝母6g。7剂，水煎服，日1剂。

二诊：患儿已不清嗓，纳食稍有好转。舌苔薄白，脉细缓。继以运脾开胃为治。

处方：生白术12g，鸡内金9g，焦山楂9g。7剂，水煎服。

以上方间断调治4月余，如遇发热，暂时改用他方治疗。患儿发热次数明显减少，纳食好转，体质量增加。后患儿每有身体不适，即服用中药治疗，不再使用抗生素。

调治体弱的患儿，常常使用白术、鸡内金配以焦山楂，药易入口，远期疗效较好。

第十七讲：学方原来是学法

——谈枳术法

一女性患者，32 岁。近 1 年来反复"生病"，多方治疗效差。诊见：脘腹胀满，胸胁不利，时有呃逆、叹息，纳食尚可，大便不调，睡眠欠佳，急躁易怒。舌质淡红，舌苔薄白，脉细弦。

证属肝脾气滞，治以疏肝健脾理气为法。

处方：生白术 9g，鸡内金 9g，柴胡 9g，生白芍 9g，枳壳 9g，香附 9g，陈皮 9g，厚朴 9g，枳实 9g，炙甘草 3g。7 剂，水煎服，日 1 剂。

二诊：药后诸症有所减轻。上方白术、鸡内金改为 12g，去枳实，加合欢花 3g。7 剂，水煎服，日 1 剂。

上方服后，诸症已不明显。患者常备该方，每有"生气"即自行配服 3 剂，效果明显。

案中所用什么方？

案中用方可以看作由建中汤合四逆散或建中汤合柴胡疏肝散加减而成，实则处方时首先想到的是枳术法。

读宋代医家许叔微《普济本事方》，见有枳壳散一方："治心下蓄积痞闷，或作痛，多噫败卵气，枳壳散：枳壳去穰剉麸炒、白术各半两，香附子一两麸炒舂去皮，槟榔三钱。上为细末，每服二钱，米饮调下，日三服，不拘时候。"

一味白术配三味理气药。

枳壳散方在前，枳术丸方在后。但受枳壳散方启发，临床中我常在理气药中加用一味白术，治疗气滞而脾不健者。这一组方法我仍归于枳术法。

历代名医中，善用"法"者不乏其人，叶天士为其中之一。读《临证指南医案》，每案皆为用法，几乎每案都能读到精彩，但又似乎不易明言其精彩之处。

《临证指南医案·肿胀》载一案："赵五四，胸腹胀满，久病痰多。生白术二两，茯苓二两，厚朴一两，肉桂五钱，姜汁丸。《本草》云：厚朴与白术能治虚胀，仿洁古枳术之意也，佐茯苓通胃阳，肉桂入血络，则病邪可却矣。"

如果案中没有明言"仿洁古枳术之意"，我们很难读出本案与枳术丸和枳术汤有关。

生白术二两，厚朴一两，两药相伍为"枳术之意"。很明显，叶天士在此处以厚朴易枳实。为什么不用枳实而用厚朴？枳实苦寒而厚朴辛温，枳实治痞而厚朴消胀。本案主症为"胸腹胀满"，而非"心下痞"，且从加用茯苓、肉桂、姜汁可知，本案宜温不宜寒。

那么，本案既非心下痞满，也非食积痞满，为何会想到用枳术丸呢？

病机相类似，都是中虚与邪滞并见，故取用枳术丸消补并用之法。

谈到"虚胀"，我们会想到经方中有一张治疗虚胀的方剂，厚朴生姜半夏甘草人参汤。《伤寒论》第66条："发汗后，腹胀满者，厚朴生姜半夏甘草人参汤主之。"本证中，厚朴配人参治疗虚胀。

上案中治疗虚胀，没有用厚朴配人参，而是用厚朴配白术，为什么？

因为"痰多"。从加用茯苓推测，证中湿阻明显，故不用人参之补脾留湿，而用白术之运脾化湿。

叶天士在处方时，想到的是方，而用到的是法。

曾被问及：是否易水学派的方剂结构和药味之间的剂量比最好也不要随意改动？

这一问题是以仲景经方作参照提出来的。

实际上，李东垣的方剂，易水学派的方剂，甚至整个"金元医学"著作中的方剂，都是示例方，都是为说理而设，都是在演示组方之法。

金元医学，临证由"用方"转为"用法"。作者呈现给读者的是方，而希望传承给读者的是法。

有学者认为中医临证由"用方"转为"用法"，为临证增加了更多不确定因素，带给中医学的不全是益处，甚至是一种退步。实际上，"用方"与"用法"各有所长，"用方"是"用法"的基础，"用法"是"用方"的发展。浅而言之，"用方"易而"用法"难；深而言之，"用方"与"用法"都不易。"用方"即"用法"，"用法"即"用方"，因"方"即"法"，"法"即"方"。

下面从三则案例谈谈枳术法在临床治疗中的运用。

案1：康某，男，92岁。2012年11月4日初诊。

近1个月来精神欠佳，纳食极少，脘腹痞胀，大便不行（服泻药可排出少量大便）。舌质暗红，舌苔黄白欠润，脉细数无力。证属阳虚腑实，治以温阳益气通腑为法。方用四逆加人参汤合大承气汤加减。

处方：淡附片6g，干姜3g，红参5g，生大黄6g，芒硝3g，枳实6g，厚朴6g，鸡内金10g，炙甘草3g。4剂，水冲服，日1剂。

2012年11月8日二诊：服药期间大便每日一次，精神好转，纳食有增。舌质暗红，舌苔黄白不匀，脉虚弦。上方去红参、芒硝，加生白术20g，鸡内金改为20g。7剂，水冲服，日1剂。

2012年11月15日三诊：纳食、精神渐好转，大便1~2日一行。舌质暗红，舌苔白欠润，脉虚弦。

处方：生白术30g，鸡内金20g，淡附片6g，干姜3g，枳实12g，茯苓10g，桃仁10g，炙甘草3g。14剂，水冲服，日1剂。

药后纳食、大便均恢复如前，停药。

按：高龄老人不食不便，精神差，脉见细数无力，当为危重之候。"五脏者，皆禀气于胃。""凡治病，必察其（上）下。"（《素问》）治疗当首先着眼于恢复胃气，使老人能食、能便。

但如何恢复胃气？

补气？腑气不降，补气只能助壅助满。

通腑？元气不支，通腑极易虚脱元气。

笔者常于此类病证，取用四逆加人参汤温阳益气，合大承气汤通降腑气。腑气通降，随证处方。

首诊治法，为大开大合，当属"霸道法"（王道法、霸道法不取决于用药剂量）。二诊治法即向"王道法"转变，实为枳术法合四逆法合小承气法，由温阳益气转为温阳运脾，佐以通腑。三诊即以温阳运脾为主，通腑力量较二诊又小。

枳术法旨在运脾降胃，在老年病的治疗中有着较为广泛的应用，随证可佐以温阳、益气、滋阴、养血、消食、化痰、活血等。

案 2： 宁某，女，81 岁。2012 年 1 月 6 日初诊。

患者有糖尿病史，高血压 30 余年。患者于 2012 年 1 月 3 日上午出现吐泻，下午出现烦躁、昏迷，经"120"送入某中医院急诊科，次日转入某西医院"ICU 病房"，初步诊断为"多脏器功能衰竭综合征"。治疗至 1 月 6 日，昏迷持续，心率持续在 120 次 / 分以上不减，"肾衰""肝衰"逐日加重。医生在屡发"病危通知书"的同时告知家属，治疗几无希望，经家属与医院沟通，同意中医参与治疗。

笔者于 1 月 6 日下午进入病房诊治。患者神志不清，问诊无法进行。室内温度偏高，静脉滴注改善"心衰""呼衰"药物，面色尚正，汗出偏多，四末不冷，脉尚有力。鼻腔内有胃管走行，持续吸氧，舌苔见白厚偏燥。腹大腹软，双下肢浮肿较甚。

处方：生白术 20g，鸡内金 20g，红参 5g，猪苓 10g，茯苓 10g，泽泻 10g，桂枝 6g，滑石 10g，炒莱菔子 10g，瓜蒌仁 10g。2 剂，每剂开水冲 200mL，分两次经胃管送入，每隔 3 小时用药一次。

2012 年 1 月 7 日下午二诊：上午心率降至 100 次/分以下，神昏有明显好转。主治医师提出："患者'心衰'明显改善，下一步重点帮我们改善'肾衰'。"患者痰多，上方瓜蒌仁改为全瓜蒌 10g，加桔梗 10g。2 剂，1 日分 4 次服完。

2012 年 1 月 8 日下午三诊：神志渐清，生命体征渐趋平稳，双下肢浮肿减轻，大便一次，知饥索食（从胃管进食）。上方桂枝改为肉桂 3g，3 剂，2 日分 6 次服完。

2012 年 1 月 10 日四诊：心衰、呼衰俱已纠正，肝功、肾功恢复正常。可与人谈笑，尚无力坐起，下肢浮肿已消。知饥，腹无不适，每日自行排出大便一次。治疗以运脾和胃为主。处方：生白术 20g，鸡内金 20g，红参 5g，茯苓 10g，炒莱菔子 10g，焦山楂 10g，全瓜蒌 10g，射干 10g，桃仁 10g。4 剂，水冲服。日 1 剂，2 次分服。

以上方加减治疗至"春节"前（1 月 21 日），患者状况恢复至病发前。

本案处方平淡无奇。

本案成功之处在于"治人"。

本案着眼点在于恢复胃纳脾运。

本案治疗始终以枳术法为大法。

案 3：李某，女，61 岁。2016 年 10 月 20 日初诊。

患者于 2014 年 3 月 20 日主因"活动时心悸 1 周"入院诊治，于 4 月 4 日出院，出院诊断："扩张型心肌病（早期型），心脏扩大，心功能 Ⅳ 级，心律失常，频发多源室性期前收缩，频发室上期前收缩，颈动脉斑块形成。"之后病情时轻时重，走路快及上楼梯时易发心悸、短气，继而咽部憋胀紧缩感，歇息可渐缓解。多次住院治疗，于 2016 年 5 月植入永久起搏器，但病情未见明显好转。近 1 个月病情渐进性加重，无法正常生活，笔者于 2016 年 10 月 20 日至家中为其诊治。诊见：气短喘息，动则加重，整晚不能平躺需半坐位。不饥，无食欲，少食则胃脘、胁腹部痞满胀憋，不能自行大便，依赖外用开塞露可大便少量。口干欲饮，但饮水则胃胀。小便短少，双足浮肿。舌质淡暗，舌苔白，脉细缓无力。

证属阳气虚衰，脾胃呆钝，水饮内停。治以温补阳气，运脾开胃，化饮利水。方用真武汤合枳术法加减。

处方：生白术 30g，淡附片 12g，生姜 12g，茯苓 15g，赤芍 15g，红参 6g，葶苈子 15g，炒鸡内金 15g，枳实 9g。7 剂，水冲服，日 1 剂。

2016 年 10 月 28 日二诊：服上药后病情明显好转，气短喘息减轻，晚上可以躺平，行动仍需他人搀扶。服药期间自行大便 3

次，可少量多次进饮食，口干缓解，仍小便短少、双足浮肿。舌质淡暗，舌苔白，脉细缓无力。考虑到脾胃虚弱，药量宜小不宜大，且能自行大便，故上方减白术、去枳实，继进。

处方：生白术 15g，淡附片 12g，生姜 12g，茯苓 15g，生白芍 15g，红参 6g，葶苈子 15g，炒鸡内金 15g。7 剂，水冲服，日 1 剂。

2016 年 11 月 4 日三诊：病情有好转，仍恶心、纳少、大便不畅，双足浮肿（减轻），周身无力，胸脘憋胀。舌质淡暗，舌苔白，脉细缓无力。

阳气渐复，胸脘憋胀凸显。转方在枳术法运脾开胃、参附汤温补阳气基础上合小剂血府逐瘀汤通行血府气血。

处方：生白术 30g，炒鸡内金 15g，红参 6g，淡附片 12g，柴胡 6g，当归 6g，生地黄 6g，川芎 6g，赤芍 6g，桃仁 6g，红花 6g，枳壳 6g，桔梗 6g，怀牛膝 6g，生甘草 3g。7 剂，水冲服，日 1 剂。

2016 年 11 月 11 日四诊：胸脘转畅，他症有减轻，1 周大便 4 次。上方白术改为 15g，7 剂，水冲服，日 1 剂。

2016 年 11 月 18 日五诊：病情进一步好转，可自行来诊，食量渐进，体力渐好，大、小便仍欠畅，双足浮肿渐缓解。

血府气血畅行，转方仍用枳术法运脾开胃合真武汤加减温阳利水。

处方：生白术 30g，淡附片 15g，生姜 15g，茯苓 15g，生白芍 15g，红参 6g，葶苈子 15g，炒鸡内金 15g，枳实 15g。7 剂，水冲服，日 1 剂。

六诊治疗同前，12月2日七诊：仍感少气无力，无其他明显不适，可做少许日常家务，可下楼买菜。舌质淡暗，舌苔白，脉细缓无力。治疗仍以运脾开胃，温补阳气，化饮利水为法。

处方：生白术30g，枳实15g，炒鸡内金15g，红参6g，淡附片15g，生姜15g，葶苈子15g。7剂，水冲服，日1剂。

2016年12月9日八诊：病情平稳，晚上似有兴奋感。考虑到阳气渐回复，可能与睡前服用阳热药有关。上方加茯苓15g，嘱每日上午10时、下午5时左右喝药。

本案治疗或以真武汤温阳利水，或以参附汤温补阳气，或以血府逐瘀汤通行气血，但枳术法运脾开胃贯穿治疗始终。

第十八讲：酒伤治需分消
——谈葛花解酲汤方证

一男性患者，43岁。长期经营饭店，嗜酒、吸烟，生活不规律。近2年来精神日差，纳食日减，身体消瘦，服用多种"补药"均无效。诊见：身体消瘦，面色暗滞，身困乏力，纳少便黏，胃痞腹胀。每日需饮酒2次，酒后自觉周身舒适些。体检发现肝功能异常。舌质淡暗，舌苔浊腻，脉细缓。

证属酒伤脾胃，湿浊中阻，升降失常。治以解酒运中、化湿浊、复升降为法，方用葛花解酲汤加减。

处方：葛花90g，白豆蔻90g，砂仁90g，干姜20g，炒神曲60g，生白术60g，陈皮40g，青皮40g，猪苓40g，泽泻40g，茯苓40g，红参20g，生山楂90g，茵陈60g。

1剂，研粗末，15g为1包，每取1包煮茶饮，日饮2包。最好饮至周身通透，有微汗出。

1个月后又诊，身体轻快很多，纳食有增，饮酒减少，每晚少饮即可。上方又饮用2剂，纳食、大便均较正常，面色渐润，体重有增，精神明显好转，肝功能化验正常。

葛花解醒汤，治疗伤酒名方，出自李东垣《内外伤辨惑论·卷下》。

酒，中药之一，《名医别录》中列为"中品"："味苦，甘辛，大热，有毒。主行药势，杀邪恶气。"

酒和酒文化，更是日常生活的重要组成部分。生活中，有"举杯邀明月"的独饮，有"酒逢知己千杯少"的聚饮，结果常常是"今宵酒醒何处？"《内经》中即有"以酒为浆"的记录。但这种"以酒为浆"的过度饮酒，也带来了年"半百而衰"的后果，带来了《金匮要略》中即记录的酒疸、黑疸等病变。

李东垣在《内外伤辨惑论》中说："夫酒者，大热有毒，气味俱阳，乃无形之物也。若伤之，止当发散，汗出则愈矣，此最妙法也；其次莫如利小便。二者乃上下分消其湿，何酒病之有？"

酒，体湿性热，治疗伤酒以治湿为主。发汗、利小便，导湿外出。

葛花解醒汤就是以上下分消其湿治疗酒病的。

葛花解醒汤的组成："白豆蔻仁　缩砂仁　葛花以上各五钱　干生姜　神曲炒黄　泽泻　白术以上各二钱　橘皮去白　猪苓去皮　人参去芦　白茯苓以上各一钱五分　木香五分　莲花青皮去瓤，三分。"

《兰室秘藏》中，青皮用量是三钱。

青皮消食，用量三分似嫌小，三钱为宜。

用法是："上为极细末，称和匀，每服三钱匕，白汤调下，但得微汗，酒病去矣。"

本方偏温燥，用量当小，汤调热服，需见微汗。

如药量大，温燥助热；如不见微汗，药力不得行散，易助长湿热。

《医宗金鉴·杂病心法要诀》中说："伤酒宜用葛花解酲汤汗之，汗出立愈。"

药后得微汗，说明体内气血和畅，气机升降出入复常。

热服取汗是使用本方的注意点之一。

酲，酒醉状。伤酒有什么表现呢？

《脾胃论》中记录葛花解酲汤主治"饮酒太过，呕吐痰逆，心神烦乱，胸膈痞塞，手足战摇，饮食减少，小便不利"。

《医宗金鉴·杂病心法要诀》中记录伤酒宜用葛花解酲汤："其证头痛懒食，呕吐身热，倦怠而烦，似乎外感而实非外感，皆因酒所致也。"

表现为由湿浊中阻、胃纳脾运不及、清升浊降失序所引起的一系列症状。

葛花解酲汤的方解，《医方考》中说："酒食内伤者，此方主之。葛花之寒，能解中酒之毒。茯苓、泽泻之淡，能利中酒之湿。砂仁、豆蔻、木香、青皮、陈皮之辛，能行酒食之滞。生姜所以开胃止呕，神曲所以消磨炙腻。而人参、白术之甘，所以益被伤之胃尔。"

葛花，解酒专药，《名医别录》中说"主消酒"。

葛花解酒，合四苓散利小便，再加消食畅中益胃之品。

伤酒之人往往同时伤食，治疗通常需兼顾消食畅中。

治酒伤当发散、利小便，上下分消其湿。本方如何体现发散呢？

东垣所说的发散，当指葛花之类的辛凉之品，而非辛温发汗之剂。同时，所谓发散也应该包括化湿畅中之法，如方中所用白豆蔻、缩砂仁、橘皮等药，以及白汤调下得微汗。

本方也可以这样理解：方中以葛花、白豆蔻仁、砂仁用量最大。葛花解酒毒，有专病专药之意。白豆蔻仁、砂仁醒脾化湿畅中。在此基础上，佐以人参、白术补中，青皮、木香、橘皮、神曲、干生姜消食理气畅中，猪苓、白茯苓、泽泻淡渗利湿。

本方除葛花消酒外，全方所治疗的重点在于酒伤脾胃，胃纳脾运不及，清升浊降失序，湿浊内滞。

葛花解酲汤被后人誉为伤酒专剂，但伤酒临床见症不一，临证仍需辨证。实际上，葛花解酲汤也仅仅是李东垣治疗伤酒的示例方。

葛花解酲汤，上下分消其湿，不谈热，适宜于虚寒体质又伤酒者，或酒食伤损中焦阳气者。若湿热体质又伤酒者，或酒食聚湿生热者，当在本方基础上加用黄芩、黄连等苦寒清热燥湿之品，或改用葛根黄芩黄连汤、清胃散等方加减治疗。

《口齿类要》中载一案："大尹余时正，素善饮，齿常浮痛，腹痛作泻。此酒积伤脾，食后用清胃散，食前解酲汤而愈。"

脾湿胃热，食前葛花解酲汤治脾湿，食后清胃散治胃热。

《内科摘要》中载两案：

"旧僚钱可久，素善饮，面赤痰盛，大便不实，此肠胃湿痰壅滞，用二陈、芩、连、山栀、枳实、干葛、泽泻、升麻，一剂，痰吐甚多，大便始实。此后日以黄连三钱泡汤饮之而安。但如此禀浓者不多耳。"

"一儒者，善饮，便滑，溺涩，食减，胸满，腿足渐肿，证属脾肾虚寒，用加减金匮肾气丸，食进肿消，更用八味丸，胃强脾健而愈。"

一为痰热湿热，一为脾肾虚寒。

《张氏医通》中说："癸卯元夕，周徐二子，过石顽斋头纵饮，次日皆病酒不能起，欲得葛花汤解酲。余曰：东垣葛花解酲汤，虽为伤酒专剂，然人禀气各有不同。周子纵饮，则面热多渴，此酒气皆行阳明肌肉之分。多渴知热伤胃气，岂可重令开泄以耗津液？与四君子汤去甘草加藿香、木香、煨葛根、泽泻，下咽即苏。徐子久患精滑，饮则面色愈青。此素常肝胆用事，肾气并伤，酒气皆行筋骨，所以不上潮于面。葛花胃药，用之何益？与五苓散加人参倍肉桂，服后食顷，溲便如皂角汁而安。"

同为伤酒，体质不同，见症不同，治疗有别。

这里重点强调的是，治疗酒伤，不只葛花解酲汤一法。

其实，《卫生宝鉴》中就有"治饮酒过多，或生冷停滞，吐逆恶心，不欲饮食"的法制生姜散方、"治中酒呕逆，气膈食噎，茶酒食积，小儿疳气"的小七香丸方等。李东垣和罗天益的著作中也都提到了五苓散方。前两方体现的是温化法，五苓散体现的是利饮法。

治酒伤忌用泻下剂。

《内外伤辨惑论》中说："今之酒病者，往往服酒癥丸大热之药下之，又有用牵牛、大黄下之者，是无形元气受病，反下有形阴血，乖误甚矣！酒性大热，已伤元气，而复重泻之，况亦损肾水，真阴及有形阴血俱为不足，如此则阴血愈虚，真水愈弱，阳毒之热大旺，反增其阴火，是谓元气消亡，七神何依，折人长命；不然，则虚损之病成矣。《金匮要略》云：酒疸下之，久久为黑疸。慎不可犯此戒！"

酒癥丸，《太平惠民和剂局方》中记载"治饮酒过度，头旋恶心，呕吐不止，及酒积停于胃间，遇饮即吐，久而成癖"，由"雄黄拣六个，如皂荚子大，巴豆不去皮，不出油，蝎梢各十五个"组成。

酒本湿热之物。饮酒过伤，李东垣强调治疗当发汗、利小便，上下分消其湿。尽管《金匮要略》中治疗酒疸也有吐、下之法，但这种治法仅仅针对酒食有形积滞。若无形酒伤，阳热伤及元气，切忌按有形积滞治疗，尤其忌用以巴豆或以牵牛、大黄等药物为主的泻下剂治疗。因为，这种泻下更伤元气，助长阴火。

伤饮、伤食治法不同。

前面提到补中益气汤是治疗劳倦伤的代表方，枳术丸是治疗饮食伤的代表。严格来说，饮伤多伴有食伤，食伤不一定伴有饮伤，饮伤与食伤仍然有别，罗天益在《卫生宝鉴》中即分别论述，有"食伤脾胃论"和"饮伤脾胃论"。枳术丸是治疗食伤的代表方，葛花解醒汤是治疗饮伤的代表方。

中药的作用在于补偏救弊，终享天年更大程度上需依赖自身的生活调摄。正如《内经》中"上古天真论"篇所说："上古之人，其知道者，法于阴阳，和于术数，食饮有节，起居有常，不妄作劳，故能形与神俱，而尽终其天年，度百岁乃去。"治疗酒病也如此。

《内外伤辨惑论》中说："此盖不得已而用之，岂可恃赖日日饮酒。此药气味辛辣，偶因酒病服之，则不损元气，何者？敌酒病故也，若频服之，损人天年。"

《目经大成》中谈到葛花解醒汤时指出："是汤徒能解醒，不闻起死。至若好气之人，酒以偾事；好色之人，酒以助欲；机谋纵密，酒中常吐真言；谨慎自操，酒后每遭奇辱。身家之祸，又岂葛花辈之所能解哉？毋谓吾有此方，可以终老醉乡矣。"

葛花解醒汤只能解醒，不能起死，也不能免祸。说给好酒者。

或问，如何用升降浮沉体系解读葛花解醒汤？

从枳术丸开始，我们对枳术丸和葛花解醒汤的方解，并没有用到"药类法象"和升降浮沉。

李东垣构建内伤学说，其主体理论在于"劳倦伤"，"升降浮沉补泻用药法"和"药类法象"理论在"劳倦伤"部分中体现得非常完美。至于"饮食伤"，尽管也涉及升浮降沉，但我们不必刻意地去套用"药类法象"理论解读其组方。

第十九讲：升清与降浊有别
——谈枳实导滞丸方证

癸丑岁，予随王府承应至瓜忽都地面住冬。有博兔赤马刺，约年三旬有余，因猎得兔，以火炙食之。各人皆食一枚，唯马刺独食一枚半。抵暮至营，极困倦渴，饮潼乳斗余。是夜腹胀如鼓，疼痛闷乱，卧而欲起，起而复卧，欲吐不吐，欲泻不泻，手足无所措。举家惊慌，请予治之，具说饮食之由。诊其脉，气口大一倍于人迎，乃应食伤太阴经之候也。右手关脉又且有力，盖烧肉干燥，因而多食则致渴饮。干肉得潼乳之湿，是以滂满于肠胃，肠胃乃伤，非峻急之剂则不能去。遂以备急丸五粒，觉腹中转失气，欲利不利。复投备急丸五粒，又与无忧散五钱，须臾大吐，又利十余行，皆物与清水相合而下，约二斗余，腹中空快，渐渐气调。至平旦，以薄粥饮少少与之。三日后，再以参术之药调其中气，七日而愈。

或曰：用峻急之药，汝家平日所戒，今反用之何也？予对曰：理有当然，不得不然。《内经》曰：水谷入口，则胃实而肠虚，食下则肠实而胃虚，更虚更实，此肠胃传化之理也。今饮食过节，肠胃俱实，胃气不能腐熟，脾气不能运化，三焦之气不能升降，故成伤也。大抵内伤之理，伤之微者，但减食一二日，所伤之物自得消化，此良法也；若伤之稍重者，以药内消之；伤之大重者，以药除下之。《痹论》有云：阴气者静则神藏，躁则消亡，饮食自倍，肠胃乃伤。今因饮食太过，使阴气躁乱，神不能藏，死在旦夕矣。孟子云：若药不瞑眩，厥疾弗瘳。峻急之剂，何不可用之有？或者然之。

这是罗天益在《卫生宝鉴》中所载的一则案例。

备急丸由大黄、干姜、巴豆霜组成，《卫生宝鉴》中名备急丹，治心腹百病猝痛如锥刺及胀满下气。

无忧散，《卫生宝鉴》中有三因无忧散，治烦躁，由天南星、胆汁、人参等组成。

中年男子，内伤病，不是伤于劳倦、七情，而是伤于饮食，表现为腑实急症。治疗急用吐泻之法泻实除满，同时减食（以薄粥饮少少与之），邪实去后再以人参、白术之药健运脾胃。

我们习惯于把"易水学派"医家们擅长的治法称为"王道法"，把李东垣开创的学派称为"补土派"。印象中，"易水学派"医家们治病稳妥有余、久久为功；补土派的医家们惯于补益脾胃、补中益气。

实际上，"王道法"的产生，是有"霸道法"作为背景的，王道法是霸道法的补充和临床发展。"易水学派"医家们并不是反对使用"霸道法"，只是提醒后学者，中医临床上，除了"霸道法"

可以治病以外，还有一种治法是"王道法"；只是提醒后学者，中医临床上，该用即用但不可滥用"霸道法"，该用"王道法"而滥用"霸道法"容易造成"元气消耗，折人长命"。

如何理解"霸道法""王道法"？

"王道"与"霸道"源于春秋战国时期的治国之道，王道的理论基础是儒家学说，霸道的理论基础是法家学说，至宋金元之后被引入到中医临床治则学中，称"王道法"与"霸道法"。河间学派的治则治法是霸道法的代表，易水学派的治则治法是王道法的代表。霸道法主张治病重在祛邪，祛邪务快、务尽；王道法主张治病重在复正，复正宜缓、宜稳。王好古在《此事难知》中说，不学河间刘氏是"无术也"，不学易州张氏是"妄行也"。学二者之偏，在临床上容易造成"劫效目前，阴损正气，遗祸于后日者"，或"至失机后时而不救者"。河间刘氏是霸道法代表，易水张氏是王道法代表。

后世医家把李东垣列为"补土派"的代表医家。实际上，李东垣最大的成就是创立了"内伤学说"，其次才是"脾胃学说"。即使把李东垣列为"补土派"，"补土"二字也需活看。补土，可理解为"助土""有益于土"，这是目的。至于补土的手段，可以是补益脾胃，但不限于补益脾胃，也包括祛邪手段。

上述医案中，病变是内伤，所用的治疗手段是祛邪通腑，属"霸道法"。事实上，在李东垣的著作中、易水学派医家的著作中，也多见霸道法治病的方剂和医案。

后世医家熟知的李东垣的枳实导滞丸，就属霸道法治病的一首方剂。

枳实导滞丸出自《内外伤辨惑论·卷下》。原方组成："大黄一
两 枳实麸炒，去穰 神曲炒，以上各五钱 茯苓去皮 黄芩去腐
黄连拣净 白术以上各三钱 泽泻二钱。"

用法："上件为细末，汤浸蒸饼为丸，如梧桐子大，每服五十
丸至七十丸，温水送下，食远，量虚实加减服之。"

汤浸蒸饼为丸，什么是汤浸蒸饼？

《本草纲目》中有蒸饼一药：性味"甘，平，无毒。"功效：
"消食，养脾胃，温中化滞，益气和血，止汗，利三焦，通水
道。""时珍曰：小麦面修治食品甚多，唯蒸饼其来最古，是酵糟发
成单面所造，丸药所须，且能治疾，而本草不载，亦一缺也。唯腊
月及寒食日蒸之，至皮裂，去皮悬之风干。临时以水浸胀，擂烂滤
过，和脾胃及三焦药，甚易消化。且面已过性，不助湿热。其以果
菜、油腻诸物为馅者，不堪入药。"

枳实导滞丸是在枳术丸基础上，白术减量，再加祛邪药组成。
加大黄合枳实，有小承气汤方意，泻下除满；加黄芩、黄连伍茯
苓、泽泻清利湿热；加神曲消食积。

《张氏医通》中说枳实导滞汤："此枳术丸合三黄汤，而兼五苓
之制，以祛湿热宿滞也。"

方书中通常认为枳实导滞丸具有消积导滞、清利湿热作用，用
于脘腹胀痛、不思饮食、大便秘结、痢疾里急后重等。

分析方中药物组成：

白术、茯苓、泽泻，似从五苓散中化出。《伤寒论》中，五苓散可以治疗水饮所致痞证。第156条有"本以下之，故心下痞，与泻心汤。痞不解，其人渴而口燥烦，小便不利者，五苓散主之"。

当然，枳实导滞丸所治疗的痞满是由湿热所致，而不是水饮引起。白术、茯苓、泽泻在方中用于治湿而不是治水饮。

大黄、黄芩、黄连三药，似《金匮要略》中治疗吐血、衄血的泻心汤。但枳实导滞丸所用的是丸剂，大黄、黄芩、黄连生药入药，不煎煮，更接近《伤寒论》中治疗心下痞的大黄黄连泻心汤。大黄黄连泻心汤是以麻沸汤渍，而泻心汤是水煮。

白术、茯苓、泽泻治湿，大黄、黄芩、黄连治热，两组药相合，治疗湿热痞满。

需要注意的是，枳实下气，合大黄、黄芩、黄连也可以治疗湿热痞满。这种用药法，似乎明清的温病学家们常用。吴鞠通在《温病条辨》中治疗湿温，"湿陷于里，故用干姜、枳实之辛通；湿中兼热，故用黄芩、黄连之苦降"。辛通苦降治疗中焦湿热。

辛通苦降，即辛开苦降。谈到辛开苦降，我们极易想到半夏泻心汤，想到以半夏、干姜配伍黄芩、黄连的辛开苦降。

茯苓、泽泻利湿合黄芩、黄连清热，体现的是利湿清热法；半夏、干姜辛开合黄芩、黄连苦降，体现的是辛开苦降法。同是治疗中焦湿热，辛开苦降与利湿清热这两种治法，如何区别使用？

病位不同。辛开苦降法治疗病位主要在心下，利湿清热法治疗病位主要在脐腹。当然，心下可下及脐腹，脐腹也可上及心下。

枳实导滞丸所主治的病位主要在脐腹，脐腹痞满、胀满。与半夏泻心汤主治心下痞满有别。

谈到李东垣，我们说得较多的是善用甘温补中，好用风药升清。实际上，李东垣内伤学说中，治疗劳倦伤多用升清，治疗饮食伤多用降浊。升清与降浊，二者不可偏废。当然，升清中也往往佐用降浊，降浊中也往往佐用升清。

枳术丸加减系列方体现的主要治法是降浊。

费伯雄在《医方论》中论及本方时说："治湿热蕴结，腹痛泄泻，颇为得力。但黄芩、黄连尚在可减之律，恐苦寒太过，反伤中、上二焦也。"

如减黄芩、黄连，清热燥湿之力不足。如恐黄芩、黄连苦寒太过，可加半夏、干姜。

加半夏、干姜，即有半夏泻心汤方意。

枳实导滞丸证，如心下症状明显，如痞满、呕恶、反酸等，可加半夏、干姜；如腑实不甚，可不用大黄。

半夏泻心汤证，如脐腹胀满，可加白术、枳实；如正虚不甚，可不用人参、大枣、甘草。

这样一来，两张加减方可以显得很是接近。

当代医家印会河用枳实导滞丸治疗温病中温热夹湿或湿温病表现为湿热积滞者。

徐某，男，24 岁。病湿温半月余，经利湿清热，热势回降，身体困重等亦有减轻，但脘腹胀闷有增无已，大便日数行，色赤如苋汁略浓，肛门灼热。舌红苔黄脉数，食欲甚差，日晡潮热，脐旁按有痛处，且如块垒状。当诊为湿热积滞，治用枳实导滞汤通肠导滞。方用：

枳实 9g、大黄 9g（后入）、条芩 9g、白术 9g、川连 6g、茯苓 9g、泽泻 9g、神曲 9g。

药后，下燥粪如荸荠大小之球状物十余枚，腹胀减轻，身热有减，患者自觉舒适，但次日又见便滞腹胀，脐部块状物重又出现，续用前方，症状又减轻，但过后仍复如前。服药至十三剂时，患者自觉腹部有前所未有之轻快，再按则块垒已不复存在，从此热退食增，病体即行恢复。

这是印会河所著《中医内科新论》中的一则案例。

同是治温病，同是治湿热，半夏泻心汤加减侧重于宽中，枳实导滞丸加减侧重于通下。

《临证指南医案》中载一案："马三二，病后食物失和，肠中变化传导失职，气滞酿湿，郁而成热，六腑滞浊为之聚。昔洁古、东垣辈，于肠胃宿病，每取丸剂缓攻，当仿之。"用方是川连、芦荟、鸡肫皮、木香、青皮、莱菔子、山楂、厚朴。蒸饼为小丸。

病后、宿病，本病属内伤，脾胃本已不足。但病证属实，食积、湿热中阻，腑气不通。治疗以苦寒清泻的黄连、芦荟配伍山楂、鸡内金、莱菔子、青皮、木香、厚朴消食下气祛湿。组方与枳实导滞丸有别，前者侧重消食，后者侧重利湿，但所使用的都是降浊通腑法。

临床上，治疗伤食病证，消食化积和导滞泻下有别。

《名医类案》中载一案："张三锡治一人，发热头痛，七日不止。诊之，左脉平和，右寸关俱弦急有力，乃内伤宿食为患也。以二陈加枳实、厚朴、楂炭、柴胡，三剂，再加黄芩，头痛除。但热不净，投枳实导滞丸百粒，更衣而愈。"

二陈加枳实、厚朴、楂炭、柴胡等，类似保和丸加减，长于消食化积；枳实导滞丸长于导滞泻下。

《临证指南医案》中叶天士说："夫脾胃为病，最详东垣，当升降法中求之。"

"脾宜升则健，胃宜降则和"，这类论述，对我们理解李东垣内伤学说大有裨益。

临床上，处方、治病每有先后、次第之分。很多时候，降浊与升清需次第使用，不可倒后为先。

张某，女，82 岁。2020 年 8 月 2 日初诊。

住院 20 余天回家（主因咳嗽、痰多，住呼吸科），不食、不饮、不便，无力起床。身体消瘦，语声低微。自觉症状只问出"胸背窜痛，自觉身热"。舌质暗，舌苔浊腻，脉细数。

病属胸痹还是痞证？当治上焦还是中焦？

总觉进食便通为先，治以开胃通腑为主。

处方：生白术 30g，炒鸡内金 18g，枳实 15g，瓜蒌 15g，姜半夏 9g，干姜 9g，党参 15g，薤白 9g，黄连 3g，栀子 12g，炒莱菔子 15g，桔梗 9g。7 剂，水煎服，日 1 剂。

2020 年 8 月 23 日二诊。上方服 14 剂，胸背窜痛、身热已无，纳食较少，大便 3～4 日 1 行，身软无力，下地头昏。舌质淡暗，舌苔白，脉细缓。证属脾胃气虚，清阳不升。治以补中升清为主，佐以开胃通腑。

处方：党参 12g，炙黄芪 15g，生白术 30g，当归 9g，陈皮 9g，升麻 3g，柴胡 3g，炒鸡内金 15g，焦山楂 15g，瓜蒌 18g，枳实 9g，炙甘草 3g。14 剂，水煎服，日 1 剂。

2020 年 9 月 13 日三诊：纳食、精神基本恢复至平时状态，仍觉双腿无力，大便偏干。舌质淡暗，舌苔薄白，脉细缓。上方去山楂，加千年健 15g，继服 14 剂。

按：高龄老人，脾胃本已不足，过用西药治疗，进一步伤损脾胃，以致胃不纳、脾不运，胃不降、脾不升。首方以枳术丸合半夏泻心汤加减，重在降浊通腑。二诊，痞开胃纳，痛、热缓解，降浊通腑取效，主症以乏力、头昏为主，转方以补中益气汤合枳术丸加减，重在补中升清。

临床上，升清与降浊也常常合用。

赵某，女，70 岁。2015 年 11 月 19 日初诊。

便秘数年，常依赖"通便药"，如便通胶囊、开塞露、四磨汤等，皆只得暂效。经人介绍来诊，诊见：便秘（大便乏力），颈背不适，右膝痛。几乎每日下午腹胀明显，伴有肠鸣、矢气。纳食尚可，但饮食不慎则易腹泻。睡眠可。舌质暗红，舌苔白，脉弦大。

证属中虚气陷，腑气不畅。治以补中升清、行气通腑为先，方用补中益气汤合枳术丸加减。

处方：党参12g，炙黄芪15g，生白术30g，当归15g，陈皮9g，升麻3g，柴胡3g，枳实15g，全瓜蒌15g，水红花子15g，炙甘草3g。7剂，水煎服，日1剂。

2015年11月26日二诊：大便1日2次，仍有腹胀。原方加厚朴9g下气除胀，再进7剂。

2015年12月1日三诊：大便通，但是便意较频。舌质暗红，舌苔白，脉虚弦。治以理中汤合枳术丸加减温运脾胃。

处方：党参15g，生白术30g，干姜9g，枳实15g，全瓜蒌15g，炒鸡内金15g，水红花子15g，炙甘草3g。14剂，水煎服，日1剂。

2015年12月17日四诊：大便日1次，"感觉都正常了，就是还不能吃凉的，吃了就容易拉肚子"。舌质暗红，舌苔白，脉虚弦。上方去鸡内金，加焦神曲15g温中助运，14剂。

按：本案便秘，又易腹泻。升清会加重便秘，降浊易引起腹泻，治疗需升清与降浊合用。前两诊用补中益气汤升清，合枳术丸降浊。三诊见便意较频，有虚寒泄泻可能，改用理中汤温补中焦，合枳术丸降浊。

明代医家虞抟在《医学正传》中载一案："杜门傅氏妇，予族侄女也，年三十岁，因劳倦伤食，致腹痛膜胀面黄，十数日后求予治。诊得右手气口脉洪盛而滑，右关脉浮诊虚大而滑，重按则沉实，左寸关亦弦滑而无力，两尺皆虚而伏。予曰：此中气不足，脾气弱而不磨，当补泻兼施而治。初与补中益气汤二服，次日与枳实导滞丸八十丸，大便去二次，次日又与补中益气汤。如此补一日，泻一日，二十日服补药十数帖，导滞丸千数丸，腹胀渐退而安。"

升清与降浊合用，只是交替使用。

临床上，降浊与升清不可误用。

明代医家虞抟在《医学正传》中载一案："东阳一羽士，年五十余，素有喘病，九月间得发热恶寒证，喘甚，脉洪盛而似实。一医作伤寒治，而用小柴胡汤加枳壳、陈皮等药，六日后欲行大承气。一医曰：不可，当作伤食治，宜用枳实导滞丸。争不决，召予视之。二医皆曰：脉实气盛，当泻。予为诊后，晓之曰：此火盛之脉，非真实也。观其气短不足以息，当作虚治。乃用补中益气汤加麦门冬、五味子，入附子三分，煎服。二帖脉收敛，四帖而病轻减，六帖病痊安。"

气虚阴火，脉大实虚，气盛实短，不可误辨为实证而误用枳实导滞丸清泻。

第二十讲：用药贵在强人胃气
——谈内伤病用药大法

李东垣在中医学中最大的成就在于构建了"内伤学说"。李东垣阐述"内伤学说"的代表性著作是《内外伤辨惑论》。前面内容，我们是以《内外伤辨惑论》为蓝本，基于临床，基于方证，谈内伤学说，主要是李东垣笔下的内伤学说。当然，在此基础上，后世的医家们对内伤学说代有发展。但需要注意下面两点。

一是源正方能流清。正确理解、传承李东垣的内伤学说对我们学习后世医家笔下的内伤学说内容具有重要的方向性的意义。

二是后世医家在内伤学说方面的学术高度往往低于李东垣，至少几乎没有在高度上的超越者。这对于我们正确认识和学习后世医家们的学说体系具有重要的意义。这里说的后世医家，如明清温补学派的医家们。

通过前面的论述，我们归纳一下李东垣笔下的内伤学说。

病因：以劳倦伤、饮食伤为主，也包括七情伤、寒温伤。

病机：内伤导致脾胃不足，升降浮沉障碍，阴火内生。

治则："劳者温之，损者温（益）之。"即温补。

治法："补其中，升其阳，甘寒以泻其火。"即补中，升清，泻阴火。

辨证体系：基于脏腑辨证法的升降浮沉辨证法。

代表方剂：补中益气汤，枳术丸。

前面的论述中还谈到了阴火理论、随时用药、随症用药、随经用药，以及在"明理"基础上明辨外感内伤、掌握方证临床，等等。

接下来我们谈一谈内伤学说中的用药法。

实际上，前面已经谈过了用药法，如升降浮沉补泻用药法、随时用药法、随症用药法、随经用药法等。这里主要谈一下"用药大法"，即对内伤病变具有全局性、指导性的用药大法。

为什么要谈到用药大法呢？

《内外伤辨惑论·卷下》在橘皮枳术丸方后有这么一段话："夫内伤用药之大法，所贵服之强人胃气，令胃气益厚，虽猛食、多食、重食而不伤，此能用食药者也。"

"内伤用药之大法，所贵服之强人胃气。"这句话是为治疗饮食伤而说，但这句话同样适用于治疗劳倦伤，适用于整个内伤病的治疗。

我认为这句话应该作为内伤学说中的用药大法传承下来，应该成为中医临床中的一句名言。

所谓强人胃气，也就是使胃气强，包括但不一定都是补益脾胃。凡是有助于胃纳脾运、有助于胃降脾升的治法方药，都可纳入"强人胃气"的范畴中。

大承气汤、四逆汤使用合宜都可以强人胃气，补中益气汤、枳术丸使用不当，也可损人胃气。

"强人胃气"是一种认识、一种理念，而不是拘执于一药、一方、一治法。

临床上如何做到"强人胃气"呢?

以下三点是需要注意的:

第一，用方用药不"损人胃气"。

不"损人胃气"，即不能损伤胃纳脾运、胃降脾升。

以损伤胃纳脾运、胃降脾升为代价的治疗，即使有疗效，疗效也是不会持久的。

前面提到的李东垣用升浮药自治泄泻案，李东垣用枳术丸"不取其食速化，但久令人胃气强实，不复伤也。"都考虑到了不"损人胃气"。

易水学派的医家们多用甘温药，慎用苦寒、辛热药，也是考虑到了不"损人胃气"。

治疗发热，使用大剂寒凉药，或使用大剂抗生素、激素，退热较快，但热退后患者纳差、乏力、舌苔较腻，这种治法属于"损人胃气"。

治疗便秘，长期或反复使用泻下药，停用泻药则大便更为不通，这种治法属于"损人胃气"。

治疗糖尿病，使用大剂寒凉药，或降糖西药，血糖控制较满意，但患者的精神状态越来越差，舌质越来越淡，这种治法属于"损人胃气"。

治疗癌症，大剂中药或西药抗癌，癌肿缩小，但患者纳食不能，精神日差，气息日短，这种治法属于"损人胃气"。

王好古在《此事难知》中谈到张元素时说："张氏用药，依准四时阴阳升降而增损之，正《内经》四气调神之义。"这是不"损人胃气"。

朱丹溪治疗郁证，在越鞠丸方中以苍术、川芎为主药，也是考虑到了不"损人胃气"。

等等。

第二，用方用药不急功近利。

不急功近利，这就是易水学派医家们主张的王道缓图，也是我们前面提到的"王道法"。

《珍珠囊补遗药性赋》中说："用药之忌，在乎欲速。欲速则寒热温凉，行散补泻，未免过当，功未获奏，害已随之。"

这句话可能是易水学派的一名后学者说的。这句话用于内伤病的治疗中是再合适不过的了。

吴鞠通在《温病条辨》中说："治内伤如相。"与"治外感如将"相对而言。如何"治内伤如相"？"坐镇从容，神机默运，无功可言，无德可见，而人登寿域。"

王道缓图，不急功近利，不图一时之效，重在人登寿域。

李东垣方剂，用量偏小，多用甘温，体现的是王道缓图。

明白道理相对容易，临床付诸实践相对较难。

人参 6g 有效，用 12g，是不是效果会更好？

附子 9g 有效，用 18g 是不是效果会更好？

石膏治发热，用量大一点会不会退热更快？

金银花治肿痛，用量大一点会不会疗程更短？

等等。

在这种认识的支配下，用药剂量越开越大，小不下来。

头痛加止痛药，纳差加消食药，失眠加安神药，便秘加泻下药，久病加活血药，辨证用方基础上还要合入辨病用方。

等等。

总想立竿见影，总想效如桴鼓。

结果是，处方越开越大，小不下来。

《山西省著名中医临床经验选粹》一书中载有李翰卿先生的一则医案：

和某，女，35 岁，风湿性心脏病，二尖瓣狭窄，反复咯血 20 年。2 年前在某医院手术后出现全心衰竭，至今不但不见改善，反日渐严重。全身浮肿，尿少，呼吸困难，心悸心烦，不得平卧。改请某医以中药治疗。医查其症见口渴身热，心悸心烦，气短而喘，不得平卧，脉数而结代（注：应称促代脉），诊为心阴亏损。

处方：人参 10g，麦冬 10g，生地黄 10g，天花粉 15g，黄连 10g，五味子 10g，石斛 10g，白芍 15g，甘草 10g。并继续配合服用地高辛等西药。

服药后，是夜诸症更加严重，呼吸困难，神色慌张，有欲死之状。邀李老诊视，李老云：患者高度水肿，心悸气短，乃心肾阳虚、水气上逆凌犯心肺之象，危证也，急宜真武汤加减治之。处方：附子1g，白芍1.5g，白术1.5g，人参1g，茯苓1.5g，杏仁1g。次日之晨，诊其浮肿减轻，尿量增多，呼吸困难明显改善。

此时因李老公务繁忙，由笔者代其诊治，患者家属云："此方量小力微，病情深重，可否改加分量？"前医亦适在其侧，云："兵微将寡岂能制大敌，不可也。"余听后亦感颇有道理，乃在原方上加10倍量予之。次日，家属来邀云："诸症加剧，请速前往诊治。"李老询诸症之后云："此患阴阳大衰，又兼水肿实邪，正虚而邪实，补其阳则阴大伤，而烦躁倍加，补其阴则阳气难支，浮肿短气更甚。其脉一息七至，且有间歇，乃阴不恋阳，阳气欲败，非热盛之实证，亦非阴虚有热之虚证，故治之宜小剂耳。君不知《内经》有'少火生气，壮火食气'乎！此病用药之量稍有不慎，则命在顷刻矣。"余遵其意，再以原方原量与之。1个月之后，患者呼吸困难大见改善，浮肿消失，并能到户外活动。

案中的"笔者"是朱进忠先生。

本案并不是在说内伤，但对我们治疗内伤病的处方用药不无启发。

当代大医蒲辅周说："慢性病，正气已衰，脾胃功能亦受影响，用药亦宜精，且药量宜小。如补中益气汤，黄芪虚热甚者用一钱，余药皆数分。""用药剂量不宜大，我年轻时，读叶天士《临证指南》，看到他用药甚轻，多年后，才理解，人病了，胃气本来就差，药多了加重其负担，反而影响吸收，这是很有道理的。"

（见《蒲辅周医疗经验》）。

第三，用方用药要顺应四时。

李东垣在《内外伤辨惑论》结尾处说："凡用药，若不本四时，以顺为逆。四时者，是春升、夏浮、秋降、冬沉，乃天地之升浮化降沉（化者，脾土中造化也）。是为四时之宜也。但言补之以辛甘温热之剂，及味之薄者，诸风药是也，此助春夏之升浮者也，此便是泻秋收冬藏之药也，在人之身，乃肝心也；但言泻之以酸苦寒凉之剂，并淡味渗泄之药，此助秋冬之降沉者也，在人之身，是肺肾也。用药者，宜用此法度，慎毋忽焉！"

这是李东垣内伤学说中的"天人合一"。

冬季感寒，治疗常用汗法，这是我们习用的临床之法。但在内伤学说体系中，冬月用汗法是需要考究的。罗天益在《卫生宝鉴》中载一案，大意是患者齐大哥，十一月间感受寒邪，先用灵砂丹大汗、再汗，又用通圣散发汗，再用五积散发汗，终至六脉如蛛丝、爪甲青而死。罗天益在案后有一大段议论："夫寒邪中人者，阳气不足之所致也，而感之有轻重，汗之者岂可失其宜哉？仲景曰：阴盛阳虚，汗之则愈。汗者，助阳退阴之意也。且寒邪不能自出，必待阳气泄，乃能出也。今以时月论之，大法夏月宜汗，此大法焉，然并以太过为戒。况冬三月闭藏之时，无扰乎阳，无泄皮肤，使气亟夺，为养藏之道也。逆之则少阴不藏，此冬气之应也。凡有触冒，宜微汗之，以平为期，邪退乃已。急当衣暖衣，居密室，服实表补卫气之剂，虽有寒邪，弗能为害。此从权之治也。今非其时而发其汗，乃谓之逆……"

冬月用汗法，针对的是寒邪。但从内伤学说角度看，更需要关注阳气，重视阳气的闭藏。汗法祛邪只是从权治法，不可太过。汗后仍需衣暖衣、居密室，顺应冬藏。

结语：

基于《内外伤辨惑论》，立足于临床，以方、证、案为抓手，用二十讲的内容，努力给大家展示了李东垣所构建的"内伤学说"的理论和临床体系。虽然显得粗糙，仅仅只是一个雏形，还是希望为后学者开一道门、搭一个梯，希望对中医学的传承与发展有所裨益。

需要注意的是：我们学习的目的并不在于掌握一方一证一治，而是在于明其理、用其法。经验累积和理论拔高都有助于我们临床诊疗水平的提高，但前者只能局限于量变，后者可以引起质变。希望这些文字中的理与法，能给大家开一法门，能让大家在中医之路上拾阶而上，入登殿堂之门。

当然，这些文字展现的仅仅是李东垣所构建的内伤学说，并不是中医学内伤学说的全部。放眼中医学发展史，内伤学说前有奠基，后有发展，李东垣和李东垣的内伤学说也只是中医学发展历史中的一个组成部分而已。

《旧德堂医案》中载一案："相国文湛持在左春坊时，患左足下有一线之火直冲会厌，燔灼咽嗌，必得抬肩数次，火气稍退，顷之复来，或用补中益气加肉桂服之更甚，求治于家君。脉两尺虚软，知非实火奔迫，乃虚炎泛上。然虚症之中又有脾肾之分，脾虚者气常下陷，法当升举，肾虚者气常上僭，又当补敛。今真阴衰耗，孤阳无依，须滋坎之阴，以抑离之亢，乃为正治。方以熟地四钱，丹皮、山萸各二钱，麦冬钱半，五味三分，黄柏七分，牛膝一钱，煎成加童便一杯，服四帖而虚火乃退，左足遂凉。"

本案是内伤病，有火，但不是阴火，不宜升散，不能用补中益气法，治需敛降。

清代医家李中梓在《医宗必读》中说丹溪补东垣之未备："东垣以扶脾补气为主，气为阳，主上升，虚者多下陷，故以补气药中加升麻、柴胡，升而举之，以象春夏之升；丹溪以补气养血为急，血为阴，主下降，虚者多上逆，故补血药中加黄柏、知母，敛而降之，以象秋冬之降。"

这也仅仅是举例而言。补东垣之未备者，何止丹溪一人！

我们感谢东垣老人，在那个山河破碎、居无定所的时代，依然能静下心来传道授业、著书立说，在传承的基础上锐意创新，为我们留下了宝贵的、可供我们今天学习的"内伤学说"。

中医学，伴随着我们这个民族，伟大的中华民族，一路走来，悲壮而坎坷，坚韧而乐观。中医学，因为有我们而常青；我们，因为有中医学而自豪！

附录1：

对李东垣一则医案的解析与思考

1. 李东垣医案

川芎肉桂汤

丁未冬曹通甫自河南来，有役人小翟，露宿寒湿之地，腰痛不能转侧，两胁搐急作痛，已经月余不愈矣。《腰痛论》中说：皆为足太阳、足少阴血络中有凝血作痛，间有一二证属少阳胆经外络脉病，皆去血络之凝乃愈。其《内经》有云：冬三月，禁不得用针，只宜服药，通其经络，破其血络中败血，以此药主之。

酒汉防己　防风以上各三分　炒神曲　独活以上各五分　川芎
柴胡　肉桂　当归梢　炙甘草　苍术以上各一钱　羌活一钱五分
桃仁五个，去皮尖，研如泥

上㕮咀，都作一服，好酒三大盏，煎至一大盏，去渣，稍热，食远服。

这是载于《兰室秘藏·腰痛门》中李东垣的一则医案。

2. 对腰痛的认识

《内经》中没有"腰痛论",有"刺腰痛篇"。《素问·刺腰痛篇》论述了足三阳经、足三阴经和奇经八脉发生病变都可使经气不利而引起腰痛,且腰痛的表现各异,同时论述了针刺腰痛的治疗法则和针刺穴位。

为什么李东垣在案中只提及足太阳、足少阴及足少阳经呢?

整理该篇所用穴位,治疗 14 种腰痛,共提及 13 个穴位。其中属足太阳膀胱经穴的穴位有委中、委阳、殷门、承筋、承山共 5 个,属足少阴肾经的穴位有筑宾、复溜、交信共 3 个,属足少阳胆经的穴位有阳关、阳辅共 2 个。其余三个穴位分别是足阳明胃经的足三里、足厥阴肝经的蠡沟和足太阴脾经的地机。

也许是李东垣读懂了《素问·刺腰痛篇》,并结合自己的临床实践,得出了这一结论:腰痛"皆为足太阳、足少阴血络中有凝血作痛,间有一二证属少阳胆经外络脉病,皆去血络之凝乃愈"。

3. 对本案的分析

主症为腰痛波及胁痛且较重(不能转侧),属于痹证。病发于冬季,起病因于露宿寒湿之地,风寒湿外侵。病程已经月余,考虑有瘀阻。病机可以概括为风寒湿外侵,瘀血阻络。治疗当以祛风散寒除湿、活血通络为法。

组方以羌活、独活、防风祛风散寒除湿,当归梢、川芎、桃仁活血通络。苍术温燥寒湿,酒汉防己利湿除痹,佐羌活、独活、防风散寒除湿；肉桂温通血络，佐当归梢、川芎、桃仁活血通络。炒神曲温中助运，炙甘草调和诸药，酒煎温通脉络。

方中还有一味柴胡，为什么用柴胡？

《汤液本草》中说柴胡为"少阳经、厥阴经行经之药"。考虑到病变经络的不同，选药也不同。证属足太阳经、足少阴经、足少阳经病变，风药通行经络（李东垣在《脾胃论》中指出羌活、防风等风药有"通其经血"之用），选用了羌活、防风、川芎、柴胡、独活。《汤液本草》中记载：羌活"太阳经本经药也"，防风"太阳经本经药也"，川芎"少阳经本经药"，柴胡"少阳经、厥阴经行经之药"，独活"足少阴肾经行经之药"。诸药合用，针对足太阳经、足少阴经、足少阳经通经祛邪。

4. 对本案组方的进一步分析

本案组方中用到了羌活、防风、苍术、炙甘草。

本案为风寒湿痹，可不可以用麻黄汤加减治疗？如麻黄加术汤、麻黄杏仁薏苡甘草汤等方。

麻黄汤组成：麻黄、桂枝、杏仁、炙甘草。

麻黄、桂枝与羌活、防风相比较，前者长于治疗风寒痹证，后者长于治疗风寒湿痹。

风寒痹阻太阳经表，肺气被遏，可在麻黄、桂枝祛风散寒的基础上，加用杏仁宣降肺气；风寒湿痹阻太阳经表，脾运被困，可在羌活、防风祛风散寒除湿的基础上，加用苍术化湿运脾。

我们可以这样认识：麻黄、桂枝、杏仁、炙甘草，四药组合，长于治疗风寒表证和风寒痹证；羌活、防风、苍术、炙甘草，四药组合，长于治疗风寒湿表证和风寒湿痹证。

本案为风寒湿痹，故不选用麻黄、桂枝、杏仁、炙甘草组合，而选用羌活、防风、苍术、炙甘草组合。

羌活、防风、苍术、炙甘草，治疗风寒湿表证。倘在此基础上，素有里热或邪郁化热呢？可加用黄芩或生地黄等清热之药。倘在此基础上，患者头痛较甚，该如何治疗？如头痛在头后枕部，考虑少阴经头痛，可加用细辛；如头痛在前额部，考虑阳明经头痛，可加用白芷；如头痛在颠顶部，考虑厥阴经头痛，可加用川芎，等等。所加之药也都有祛风散寒之功。羌活、防风、苍术、炙甘草，加生地黄、黄芩、细辛、白芷、川芎，九味药，组成了九味羌活汤。九味羌活汤是张元素方，出自王好古所著《此事难知》。

王好古明确指出："以上九味虽为一方，然亦不可执。执中无权，犹执一也。当视其经络前、后、左、右之不同，从其多、少、大、小、轻、重之不一，增损用之，其效如神。"同时指出："九味羌活汤不独解利伤寒，治杂病有神。"

上案中役人小翟所患腰痛当属杂病（外感杂病），所处川芎肉桂汤可以看作九味羌活汤增损用之之范例，可做分析如下：

证属风寒湿痹，瘀血阻络，治以九味羌活汤加减解利风寒湿痹、活血通络（王好古称九味羌活汤为"解利神方"）。因病证为腰痛而不是头痛，故不用细辛、香白芷，而用独活、柴胡，独活解利足少阴经，柴胡解利足少阳经。邪滞日久或有郁热，但此热并不是"少阴心热"，也不是"太阴肺热"，而是经络中湿热，故不用生地黄、黄芩，而用防己，防己治疗湿热痹，能"去留热，通行十二经"。案中防己酒制，且量小，如无热，只取其"通行十二经之用"。九味羌活汤方中有川芎，既能祛风散寒，又有活血通络之功，加用桃仁、当归梢助其活血通络。时值冬三月，病证属寒湿，故佐用肉桂温阳、炒神曲暖胃。

川芎肉桂汤可以看作九味羌活汤去细辛、白芷、黄芩、生地黄，加独活、柴胡、桃仁、当归梢、防己、肉桂、神曲而成。这种加减贯彻了李东垣主张的"临病制方""随时用药"及"引经报使"等组方理念，也是"易水学派"一贯主张的"古方新病不相能"的临证体现。

李东垣在《兰室秘藏·头痛门》中说："方者体也，法者用也，徒执体而不知用者弊。体用不失，可谓上工矣。"

川芎肉桂汤方是体，组方之法是用。

我们通过对"体"的学习，也学到了"用"。

5. 川芎肉桂汤可以这样加减

当我们认为通过上述分析、学习，已经掌握了川芎肉桂汤，掌握了一张治疗腰痛的效方时，《兰室秘藏》在川芎肉桂汤方下又出一方（证），足以让我们"惚恍"起来。

独活汤　治因劳役，腰痛如折，沉重如山。

炙甘草三钱，羌活、防风、独活、大黄煨、泽泻、肉桂以上各三钱，当归梢、连翘以上各五钱，酒汉防己、酒黄柏以上各一两，桃仁三十个。

上㕮咀，每服五钱，酒半盏，水一大盏半，煎至一盏，去渣，热服。

这是载于《兰室秘藏·腰痛门》中川芎肉桂汤方下的又一方证。

这段文字有可能又是一则医案，李东垣治一位因劳役损伤（体力劳动者）症见"腰痛如折、沉重如山"的患者，处以独活汤。

单从药物组成来分析，独活汤可以看作由川芎肉桂汤去川芎、苍术、神曲、柴胡加黄柏、连翘、大黄、泽泻而成。

从用量来看，方中酒汉防己、酒黄柏、桃仁用量较大。

独活汤主治证应该是在寒湿瘀阻基础上湿热较重。

使用川芎肉桂汤法，川芎是可以不用的。羌活的用量也不一定是最大的。

学方学法。方为体，法为用。

学医学理。医为体，理为用。

古方为体，知用才能与新病相能。

6. 西医重"体"，中医重"用"

关于"体"与"用"，属古代哲学的一对重要范畴。《周易集解》中引唐代崔憬所说："凡天地万物，皆有形质。就形质之中，有体有用。体者，即形质也。用者，即形质上之妙用也。"体属"形而下"范畴，用属"形而上"范畴。在以《易经》为奠基的中国传统文化中，往往轻体而重用。唐代孔颖达在《周易正义》中谈到："天者定体之名，乾者体用之称。故《说卦》云：'乾，健也。'

言天之体以健为用。圣人作《易》，本以教人，欲使人法天之用，不法天之体。"

中医与西医相对而言，西医重"体"，中医重"用"。

西医相信：世界是由原子组成的。中医认为：天地是由阴阳衍化的。

我们有足够的能力证实世界是由原子组成的。我们也没有足够的能力证明天地不是由阴阳衍化的。

"夫五运阴阳者，天地之道也，万物之纲纪，变化之父母，生杀之本始，神明之府也，可不通乎！"

以阴阳学说配以五行学说为基础所形成的我们这个民族特有的思维，以及在这种思维指导下所创造的灿烂的文化、科技，有没有必要延续到今天？有没有必要继续走下去？这种延续与继续，对我们整个民族来讲，是利还是弊？

坚守与失守，只在一念之间！

文明的复兴与消亡，也只在一念之间！

附录2：

回望中医

——对"如何运用易水学派思维治疗肾病"的回答

以李东垣为中坚人物的易水学派，在发展脏腑辨证学说的基础上，立足脾胃，创立了内伤学说。一名专科医生提出了这么一个问题："我是从事肾病诊疗工作的，如何看待肾与脾的关系？如何在肾病中运用易水学派思维进行治疗？"

这一问题实际上涉及了传统的中医理论体系和现代的专科疾病诊治的关系和如何对接的问题。

问题中，"肾病"的"肾"，是西医学中的肾，是"体"的层面上的一个概念。"肾与脾"的"肾"，是中医学中的肾，主要是"用"的层面上的一个概念。

近现代科技的主要研究对象是"体"。西医之所以在近现代可以突飞猛进地发展，主要原因是西医的研究对象也是"体"，它可以取用它所需要的一切的近现代科技研究成果。

与"突飞猛进"相比，中医的发展似乎"踯躅不前"，主要原因是它的研究对象以"用"为主，不容易借用近现代科技发展的东风。且不仅仅是不容易借用，而经常要"逆风而行"。

对于西医所说的慢性肾病，我们可以用中医理法去研究。例如为什么尿中有蛋白？为什么尿检有潜血？为什么血肌酐居高不下？可能是"肾虚失藏"，应该是"脾虚失摄"，也许是"湿热下注"，不除外"久病入络"……于是相应的补肾、补脾、清化湿热、活血化瘀等治法方药应运而生，或单用，或合用，或加减，或固定。满足了患者，成就了医者。

每一门学科必须与时俱进。这种"中西混搭"式的研究，在一定时间内，是时代的需要，是临床的需要。但时至今日，我们需要思考的是：这种研究对中医学、对广大的患者群，利在哪？有多少？弊在哪？有多少？

也许，我们需要缓缓地抬起头，往后退两步，把我们盯着病的眼光投射到这个患病的人身上，再环视一下他所处的环境，再抬头仰卧一下他头上遥远的天空。然后，想起了"天有五行，御五位，以生寒暑燥湿风；人有五脏，化五气，以生喜怒思忧恐"这样的语言。

回望。

前行者要回望！

易水学派的各大医家们都没有专门研究过"肾病"、从事过"专科"，但易水学派的学说体系适用于"肾病"和"专科"的诊治。

老子说："多闻数穷，不若守于中。"并不是说医学，但对有一定层次的医学研究者来说，这句话是有用的：一定要由对"技"的研究上升到"道"的层面。换句话说，由对"体"的研究上升到"用"的层面。

关于脾与肾的关系，选择《脾胃论》中部分论述如下（下面黑体字为《脾胃论》中原文），从中对我们运用易水学派思维治疗肾病也不无启发。

《阴阳应象大论》云：谷气通于脾，六经为川，肠胃为海，九窍为水注之气。九窍者，五脏主之，五脏皆得胃气乃能通利。

《素问·阴阳应象大论》原文是："唯贤人上配天以养头，下象地以养足，中傍人事以养五脏。天气通于肺，地气通于嗌，风气通于肝，雷气通于心，谷气通于脾，雨气通于肾。六经为川，肠胃为海，九窍为水注之气。"

"九窍者，五脏主之，五脏皆得胃气乃能通利。"这一句是李东垣读上段经文的批语。

天地间，人赖水谷以生。

人体内，五脏赖脾胃以养。

历观诸篇而参考之，则元气之充足，皆由脾胃之气无所伤，而后能滋养元气。若胃气之本弱，饮食自倍，则脾胃之气即伤，而元气亦不能充，而诸病之所由生也。

这是李东垣独创的"脾胃元气论"。

人身诸气，包括元气，都赖脾胃之气的充养。脾胃之气内伤，则诸气包括元气、五脏之气、六腑之气等，充养不足，百病可由此而生。

大抵脾胃虚弱，阳气不能生长，是春夏之令不行，五脏之气不生。脾病则下流乘肾，土克水则骨乏无力，是为骨蚀，令人骨髓空虚，足不能履地，是阴气重叠，此阴盛阳虚之证。大法云：汗之则愈，下之则死。若用辛甘之药滋胃，当升当浮，使生长之气旺。言其汗者非正发汗也，为助阳也。

李东垣在前文中说："五行相生，木火土金水，循环无端。唯脾无正行，于四季之末各旺一十八日，以生四脏。"

五行相生，始于木，有如四季始于春。体内五行之所以能依次递进，循环无端，关键点在于"脾"，在于脾之所旺之"一十八日"。脾气足，则四脏依次交接，有如四季依次更替。脾不足，则交接不能，更替延滞，从而病变内生。

一年之计在于春，有春升才会有夏浮，有春升夏浮才会有秋降冬沉。脾胃不足影响最大者是使春不升夏不浮，四时失序，五脏不生。

脾胃虚弱，该升不升，有如有冬无春。"下流乘肾"指脾胃虚弱，阳气不能升发，冬季无法转春，从五行而言，水不生木而反被木乘。

正常情况下，脾土克肾水，肾水不致泛滥以生肝木。脾土不足，相克不足，致肾水泛滥，寒冬不能转暖春，阴盛而阳虚，骨乏而髓空。

治疗当甘补辛升，使寒冬转暖春，使阴寒散尽而诸气复位，四时有序，诸病痊愈。

李东垣采用小剂风药，即"风升生"类药，取其升阳"助阳"，而不取其发汗。

是以检讨《素问》《难经》及《黄帝针经》中说，脾胃不足之源，乃阳气不足，阴气有余，当从六气不足升降浮沉法，随证用药治之。盖脾胃不足，不同余脏，无定体故也。其治肝心肺肾有余不足，或补或泻，唯益脾胃之药为切。

李东垣反思自己治病不能十全"终不能使人完复"的原因，通过进一步对经典的学习与领悟，明白此类患者需要使用"藏气法时升降浮沉用药法"，而不是"脏腑补泻用药法"。二者的主要不同在于："脏腑补泻用药法"只是着眼于病变脏腑的虚实，而"藏气法时升降浮沉用药法"是把病变脏腑置于五脏生克系统中整体考虑。前者治疗的目标是恢复病变脏腑的功能，后者治疗的目标是恢复五脏系统的整体功能。

五脏都有体与用。相对而言，肝、心、肺、肾分别应象春、夏、秋、冬，有定体，而脾旺四季之末各一十八日，故无定体。

脾胃为体内四时更替的关键点，是体内气机升降浮沉的枢纽。李东垣从内伤脾胃不足立论，气机升降浮沉障碍因于脾胃不足，因此说："其治肝心肺肾有余不足，或补或泻，唯益脾胃之药为切。"

这里的补泻，主要指升降浮沉补泻法。如肺主降，对肺而言，补肺需用"燥降收"类药，泻肺需用"风升生"类药。

"益脾胃之药"，主要指"湿化成"类药物。李东垣常用的黄芪、人参、炙甘草为其代表。

所不胜乘之者，水乘木之妄行，而反来侮土。故肾入心为汗，入肝为泣，入脾为涎，入肺为痰、为嗽、为涕、为嚏、为水出鼻也。一说下元土盛克水，致督、任、冲三脉盛，火旺煎熬，令水沸腾，而乘脾肺，故痰涎唾出于口也。下行为阴汗，为外肾冷，为足不任身，为脚下隐痛，或水附木势而上，为眼涩，为眵，为冷泪，此皆由肺金之虚而寡于畏也。

《素问·六节藏象论》："帝曰：五运始生，如环无端，其太过不及何如？岐伯曰：五气更立，各有所胜，盛虚之变，此其常也……未至而至，此谓太过，则薄所不胜，而乘所胜也，命曰气淫。不分邪僻内生工不能禁。至而不至，此谓不及，则所胜妄行，而所生受病，所不胜薄之也，命曰气迫。所谓求其至者，气至之时也。"

这段经文原本是讨论五运之气分主四时的过与不及。李东垣从脾胃内伤不足立论，只取其"至而不至"之"不及"者，且直接运用于体内五脏病变的讨论中。

在五行生克中，对脾土而言，所生为肺金，所胜为肾水，所不胜为肝木。李东垣在《脾胃论》的这段行文中，"所胜"指的是所胜于脾土的肝木（而不是脾土所胜的肾水），"所不胜"指的是所不胜于脾土的肾水（而不是脾土所不胜的肝木）。

"所不胜乘之者"，指肾水侮脾土。脾土不足，肝木妄行，肾水乘机反来侮土。

肾水主五液，肾水不制，病见于五脏之分野而见汗、涎、痰、涕等不同见症。

脾虚下流，下元相对"土盛"，因此说"下元土盛克水"。下元土盛，郁生阴火，督脉、任脉、冲脉都起于下元"会阴"穴，阴火循三脉而上乘脾肺，肾水上化为痰、为涎、为唾。

肾水下行自入于肾，表现为阴表汗出、睾丸冰冷、下肢痿软、足跟（或足底）隐痛。

土虚木旺，肾水依肝木之旺而上行，表现为眼涩、眵多、冷泪。木旺，一方面因于土虚，另一方面也因于土虚则金虚，金不制木。

李东垣在这里更多是通过说理，让后学者明白在内伤病变中，任一脏腑的病变都不是孤立的，都应该置于五行生克系统中全盘考虑。仅仅着眼于某一脏、某一腑、某一病灶、某一"体"，而忽视了脏腑之间的生克制化、忽视了脏腑的"用"，这样的治疗不论见效与否、病灶痊愈与否，都有可能因为破坏掉人体内如环无端的五运而"促人之寿"。

附录3：

谈谈补中益气汤与完带汤

完带汤出自《傅青主女科》，其组成为：白术一两，山药一两，人参二钱，白芍五钱，车前子三钱，苍术三钱，甘草一钱，陈皮五分，黑芥穗五分，柴胡六分。水煎服。主治女子白带。

《辨证奇闻》中，完带汤方中尚有半夏一钱。

方书中多谓本方主治脾虚肝郁、湿浊下注之带下，症见带下色白、清稀无臭、面色㿠白、倦怠乏力、体瘦便溏等，舌淡苔白，脉缓、细缓或濡弱。

脾虚湿盛，病属内伤，自然我们会想到补中益气汤。

补中益气汤补中升清，治疗脾虚不摄、清阳不升之带下清稀属临床常用之法。

吕用晦在《东庄医案》中载一案："徐鸾和内，病咳嗽，医以伤风治之，益甚。邀予诊，则中虚脉也。曰：鼻塞垂涕痰急，皆伤风实症，何得云虚？予曰：此处真假，所辨在脉，庸医昧此，枉杀者如麻矣。彼不知脉，请即以症辨之。其人必晡时潮热嗽甚，至夜半渐清，至晨稍安，然乎？曰：然。然则中虚何疑乎？所可喜者，正此鼻塞垂涕耳。乃投人参、白术、当归、黄芪、白芍药各三钱，软柴胡、升麻各一钱，陈皮、甘草、五味子各六分，三剂而咳嗽立愈。再往诊，谓之曰：上症已去，唯带下殊甚，近崩中耳。惊应曰：然。即前方重用人参，加补骨脂、阿胶各二钱，数剂，兼服六味丸而愈。"（见《医宗己任编》）

带下殊甚，用补中益气汤重用人参补中升清，合补肾法，治愈。

在补中益气汤治疗脾虚不摄、清阳不升所致带下的基础上，我们可以做如下推衍：

如湿邪较显，可加苍术燥湿、车前子利湿。

进一步，如湿邪偏盛，治疗需祛湿为先，可在加用苍术、车前子的基础上重用白术健脾祛湿。

女子体弱，劳倦伤气，也可耗阴。加之行经、孕育，阴精也易不足。脾虚基础上阴精也显不足，脾虚不摄的同时有肾虚失摄，可以在上方的基础上权且去黄芪，加山药且重用以补脾益肾、收涩止带。同时，去当归之温通，加白芍之敛润。张景岳补阴益气煎即在补中益气汤基础上去黄芪、白术之温燥加熟地黄、山药之温润治疗劳倦伤阴、精不化气者。

经、带同源，俱涉血分。补中益气汤中升麻升清，但只走气分，去升麻易以可入血分的黑芥穗升清。

至此，在补中益气汤基础上，以山药、白芍易黄芪、当归，以黑芥穗易升麻，重用白术，加用苍术、车前子，即加减为完带汤。

从补中益气汤治疗脾虚失摄之带下，转化成完带汤治疗脾虚湿盛之带下，这并不是单纯两个方证的"点"的转化。实际上，这两个"点"之间有一系列过渡性的方证，临床处方用药时需要考虑气虚的轻重、湿邪的轻重、气虚与湿邪的治疗先后、是否有阴精不足及肾虚不摄等。

当然，这只是单纯从用药角度的推衍，两个方证背后的理论指导也不尽相同。

李东垣使用升麻、柴胡，意在升清；傅青主使用黑芥穗、柴胡，意在舒肝。尽管《傅青主女科》中也说："使风木不闭塞于地中，则地气自升腾于天上。"但两人用药的着眼点仍然有别。前述黑芥穗易升麻是基于升清，实际上，升麻只入胃经，黑芥穗可入肝经，李东垣用升麻升发胃气，傅青主用黑芥穗舒发肝气。前述的白芍易当归，只是基于血药而言。实际上，李东垣用当归流通气血，傅青主用白芍平肝舒肝。"用芍药以平肝，则肝气得舒，肝气舒自不克脾土，脾不受克则脾土自旺，是平肝正所以扶脾耳。"（《傅青主女科》）李东垣使用的是升降浮沉补泻用药法，傅青主使用的是脏腑补泻用药法。

《傅青主女科》中对完带汤的解读有："法宜大补脾胃之气，而少佐及舒肝之品。""开提肝木之气，则肝血不燥，何至下克脾土？补益脾土之元，则脾气不湿，何难分消水气？"都属脏腑补泻用药法，与东垣内伤学说体系明显有别。

李东垣在用补中益气汤时，着眼于气机升降的障碍，着眼于气机的郁滞，因此强调小剂，重在灵动；傅青主在用完带汤时，着眼于脾虚、着眼于中下焦的不足，因此使用大剂，重在补益。

李东垣强调温通，傅青主强调温补。从这点也可能看出，傅青主所传承的或体现的是明清的温补学说，而非李东垣的内伤学说。

李东垣基于内伤脾胃，构建了内伤学说。在李东垣的内伤学说中，主要分了两个阶段，初为"热中"，末传"寒中"。热中阶段，病变重点在于脾胃气虚，气机升浮降沉障碍，治疗重在甘温补中合辛凉（辛温）升散；寒中阶段，病变重点在于脾胃气虚，阴寒内盛，治疗重在甘温补中合辛热温散。

傅青主在《傅青主女科》中，在论治诸多妇科病证时，也是基于内伤，立足脾胃，多用甘温补中。只是考虑到妇科有经、带、胎、产的特异，肝肾易亏，下元多有不足，在甘温补中的同时多合补益肝肾之法，即甘温补中合温润益肝肾。如果从学术脉络来梳理，李东垣的内伤学说导源了明清的温补学说，《傅青主女科》中更多的是承接了明清的温补学说。

《傅青主女科》中，治疗肥胖不孕用加味补中益气汤，即补中益气汤加茯苓、半夏；治疗妊娠浮肿用加减补中益气汤，即补中益气汤加大剂茯苓。两方中，前方加茯苓、半夏意在祛痰湿，后方加茯苓意在利水饮，且方中都用大剂白术健脾祛湿，所使用的都是脏腑补泻用药法。

《傅青主女科》中，治疗血崩昏暗的固本止崩汤，用补中益气汤去陈皮、甘草、升麻、柴胡，加熟地黄、黑姜；治疗年老经水复行的安老汤，用补中益气汤去陈皮、升麻、柴胡，加熟地黄、山茱萸、阿胶、黑芥穗、木耳炭、香附；治疗胸满不思饮食不孕的并提汤，用补中益气汤去当归、陈皮、升麻、甘草，加熟地黄、巴戟、山萸肉、枸杞；治疗行房小产的固气填精汤，用补中益气汤去陈皮、甘草、升麻、柴胡，加熟地黄、三七、黑芥穗。上述四方中，人参、黄芪、白术的用量较大，且所加熟地黄用量也大，均为一两。从组方分析，均侧重于补虚，与李东垣用补中益气汤侧重于气机流通有别。

傅青主之后，完带汤被广泛应用于妇科带下病的治疗中，后世医家还有根据其主治病机拓展至部分内伤杂病的治疗中。如《岭南名家胡肇基医学精华》一书中介绍胡老运用完带汤的临床经验："胡老指出：本方主治病机，在于脾虚湿聚。脾土既虚，则水湿运化无权，导致水湿滞留为病。湿邪重浊，湿性黏滞，病位不同，表现各异。其凝聚肺胃者，则为痰为饮；溢于肌肤者，则为水肿；留于肠道者，则为泄泻；留于腹腔者，则为腹水；下注阴门者，则为白带。是时以健脾燥湿之完带汤为主，并根据病位之不同，表现之各异，适当加减化裁，可收到正本穷源、异病同治之效。是胡老一方可以通治脾虚湿聚诸病也。"

完带汤加减治疗脾虚湿聚诸病，除白带外，如痰饮、水肿、泄泻、腹水等。此时，我们可以进一步思考：完带汤加减与补中益气汤合二陈汤、补中益气汤合苓桂术甘汤、补中益气汤合五苓散、补中益气汤合平胃散等方主治的异同。同时，结合考虑用药剂量的大小与药物的升浮降沉。

有时，中医临床的奥妙，正体现于这种思考之中。

附录 4：

对李东垣两个方证的解读

李东垣构建了内伤学说体系，这一体系的特点之一是升降浮沉补泻用药法。但并不是说李东垣治疗内伤病都用升降浮沉补泻用药法，脏腑辨证补泻用药法仍然是治疗内伤病常用的用药法之一。下面两个后世医家常用的李东垣的方证，就是基于脏腑辨证补泻用药法制定的。

一、圣愈汤方证

1. 方证出处

圣愈汤，出自李东垣所著《兰室秘藏·卷下》。

原方组成：生地黄、熟地黄、川芎、人参以上各三分，当归身、黄芪以上各五分。

主治："诸恶疮血出多而心烦不安，不得睡眠，亡血故也，以此药主之。"

用法："上㕮咀，如麻豆大，都作一服，水二盏，煎至一盏，去渣，稍热，无时服。"

2. 方证解读

什么是恶疮？

《诸病源候论》中说："夫体虚受风热湿毒之气，则生疮。痒痛㾦肿多汁，壮热，谓之恶疮。"

恶疮，疮中较重者，体虚有毒，症状较重，也可能难治、病久。

圣愈汤并不治疗恶疮，而是治疗由恶疮引起的出血之后的"亡血"，表现为心烦不安，不得睡眠。

"恶疮"之发，因于体虚；"恶疮"之成，因于风热湿毒灼腐气血。气血本已耗伤，加之"血出多"，致气血大虚，不得温养心神，引起心烦不安、不得睡眠。

方中以人参、黄芪补气，当归、熟地黄补血，佐用川芎以行血气，佐用生地黄以养阴除烦。气血得补，血气得行，则心神得养，不安神而神自安。

3. 疑难解读

问题一：本方所治"血出多""亡血"，有熟地黄、当归补血，人参、黄芪益气生血，为什么还要用生地黄、川芎？

本方证中有一重要的见症：心烦不安。临床上也常见烦热、五心烦热等，提示在失血之后出现阴血虚引起的内热，故用生地黄养阴血、清内热。

恶疮、出血，都会引起气血失和，在补益气血的同时加用川芎调畅气血。但川芎辛温动血，在方中用量宜小。

问题二：圣愈汤所治证是血虚证还是气血两虚证？

从原方组成看，圣愈汤补气补血，治疗气血两虚证。但临床应用时，既可用于气血两虚证，也可用于血虚证。因阴血不能独生，补气方可生血。

4. 后世发挥

元代医家朱丹溪《脉因证治》中，在圣愈汤方中去生地黄加白芍，仍名圣愈汤，即圣愈汤组成变为四物汤加人参、黄芪，治金疮"出血太多"。

明代医家薛立斋在《外科发挥》中载圣愈汤："治疮疡，脓水出多，或疮出血，心烦不安，眠睡不宁，或五心烦热。地黄酒拌蒸半日、生地黄酒拌、川芎、人参各五钱，当归酒拌、黄芪盐水浸炒各一钱。作一剂，水二盅，煎八分，食远服。"

仍然主治疮出血后心烦不安、眠睡不宁。在此基础上又增加了脓水出多后。伴随症状可见五心烦热。且方中药物用量明显大于李东垣。东垣方用量以分计，立斋方用量以钱计。

清代《医宗金鉴》所载圣愈汤组成是四物汤加人参、黄芪，"治一切失血过多，阴亏气弱，烦热作渴，睡卧不宁等证。"还有另一组成是"于四物汤内，加柴胡、人参、黄芪。"多了一味柴胡。

"调肝养血宜四物汤"，"气虚血少，宜加参、芪"，圣愈汤广泛应用于女子月经病的治疗。

5. 医案例举

《外科发挥》中载一案："一男子损臂，出血过多，又下之，致烦热不止，瘀肉不腐，以圣愈汤，四剂少安；以八珍汤加五味子、麦冬而安；更以六君子汤加芎、归、黄芪，数剂而溃，又二十余剂而敛。"

外伤，出血过多，加上误下，体内气血阴津俱虚。首诊着眼于烦热，用圣愈汤。烦热少安后二诊着眼于气血双补、气阴两补，用八珍汤合生脉散。三诊益气为主，有托散之意，以六君子汤加味收工。

读本案，似乎能给我们如下启示：圣愈汤往往是起手方而不是善后方；烦热，往往是使用圣愈汤的一个特征性症状；大病、慢病多以脾胃收工，六君子汤加减是常用方之一。

《岳美中医案集》中载一案：圣愈汤补养法治肝血虚型慢性肝炎。原案大意是：41 岁男性患者，慢性肝炎，"医生因舌苔黄白，认为是湿热久郁，频投清热利湿活血化瘀之剂""前后服中药达千余剂之多，未获显效"。诊见"脉左寸关沉紧，舌嫩红有纵横小裂纹，有时渗出稀血水，牙龈亦出少量血，服破血药时更甚，肝掌。自幼有手抖唇颤宿疾。"处方：当归 15g，白芍 12g，川芎 6g，熟地黄 15g，黄芪 15g，党参 9g，水煎服。二诊加丹参，配合每日服大黄蟅虫丸 1 丸。"服药 50 余剂，除手抖、唇颤痼疾外，症状均减轻，检查肝功能已完全正常，精神旺盛。"

本案使用圣愈汤治疗内伤病，则与出血及脓疡没有关系，也不着眼于烦热、不眠，只是着眼于内伤气血两虚。

二、乌药汤方证

1. 方证出处

乌药汤，出自李东垣所著《兰室秘藏·卷中》。

原方组成：当归、甘草、木香以上各五钱，乌药一两，香附子二两（炒）。

主治："治妇人血海疼痛。"

用法："上㕮咀，每服五钱，水二大盏，去渣，温服，食前。"

2. 方证解读

妇人血海疼痛，是哪里疼痛呢？

通常我们认为冲脉是血海，但冲脉会疼痛吗？

这里所说的妇人血海，当指妇人胞宫所在之处，即小腹和少腹。也就是说乌药汤主治妇人小腹或少腹疼痛。

小腹或少腹疼痛，有寒、热、虚、实的不同。虚证疼痛多为隐痛、间歇性，实证疼痛较甚、可为持续性；寒证疼痛小腹凉，热证疼痛小腹不凉或伴带下。另外，疼痛还有在气、在血的不同。气滞疼痛多呈胀痛，血瘀疼痛多为刺痛，等等。那么乌药汤所治疼痛属于哪一种呢？

从方药组成分析，本方主要由三味理气药香附、乌药、木香和一味和血药当归组成，以治疗气滞为主，兼顾和血，且四药皆温，所治腹痛当为实证、寒证，病变主要在气分，以气滞为主。主要表现为小腹或少腹胀痛，且自觉腹部发凉，遇寒加重，得温症减。

本方方解在后世医书中极少见到。从原方组成分析，方中香附用量最大，疏肝理气、活血调经为君；乌药用量次之，温中下气为臣。香附、乌药相伍，常被用于治疗女子肝气郁滞病证。佐以当归、木香温畅肝脾气机，使以甘草调和诸药。

五药相合，治疗妇人肝郁宫寒、气血失畅之小腹或少腹疼痛以及痛经、月经不调及不孕等病。

3. 疑难解读

方中使用当归，所治病证中是不是有血虚呢？

当归补血，但又有活血和血之功。当归与熟地黄配，则补血；当归与香附配，则和血。本方中，当归与香附、乌药配伍，且用量远小于香附、乌药的用量，可以认为本方中当归只作和血之用，本方所治病证中也没有血虚。

4. 临床应用

本方由五味药组成，为小方，临床使用时可随症加药。如宫寒较甚，可加小茴香暖宫；如郁久化热，可加黄柏清热；如血瘀明显，可加牡丹皮活血；如伴血虚，可加熟地黄补血；如伴气虚，可加党参补气；如伴精亏，可加紫河车补精；如纳食欠佳，可加鸡内金开胃，等等。

临证应用时，乌药汤与温经汤、艾附暖宫丸都可以治疗宫寒腹痛，前者所治实证，后者顾及正虚。乌药汤与少腹逐瘀汤都可以治疗少腹痛，前者所治侧重于气滞，后者所治侧重于血瘀。

5. 后世发展

《奇效良方》中有加味乌沉汤，在《济阴纲目》中收载时改名为加味乌药汤，由乌药汤去当归加延胡索、砂仁而成。"加味乌药汤：治妇人经水欲来，脐腹疠痛。乌药、缩砂、木香、玄胡索各一两，香附炒去毛二两，甘草炙一两半。上细剉，每服七钱，生姜三片，水煎，温服。"加入了砂仁温中散寒理气，主治腹痛，其部位可上及脐腹（脐腹和小腹部疼痛）。加入了延胡索活血止痛，增强了止痛作用。

《医宗金鉴·妇科心法要诀》中用加味乌药汤治疗经前腹胀痛以胀为甚者。诀曰："经后腹痛当归建，经前胀痛气为殃，加味乌药汤乌缩，延草木香香附槟。血凝碍气疼过胀，《本事》琥珀散最良，棱莪丹桂延乌药，寄奴当归芍地黄。"较《济阴纲目》加味乌药汤多了一味槟榔，加强了降气消胀的作用。主治中与经后腹痛、血瘀腹痛作了对比。

6. 关于乌药

《本草纲目》："时珍曰：乌药辛温香窜，能散诸气。"

《本草害利》："〔害〕辛温，散气之品。病属气血虚，而内热者忌之。时医多以香附同用，治女子一切气病。然有虚实寒热，冷气暴气，用之固宜；虚气热气，用之贻害。故妇人月事先期，小便短赤，及咳嗽、内热、口渴、口干、舌苦，不得眠，一切阴虚内热之病，皆不宜服。〔利〕入肺、脾、胃、膀胱，通温三焦，辛温芳馥，下气温中，治膀胱冷气攻冲，胸腹积停为痛，天行疫瘴，鬼犯虫伤。"

7. 医案例举

相国之长媳，子禾之夫人也。性颇暴，而相国家法綦严，郁而腹胀，月事不至者两度，众以为孕，置而不问。且子禾未获嗣，转为服保胎药，则胀而增痛。一日子禾公退，偕与往视，诊其左关弦急，乃肝热郁血。以逍遥散合左金丸处之，子禾恐其是胎，疑不欲服。余曰：必非胎，若胎则两月何至如是，请放心服之，勿为成见所误。乃服二帖，腹减气顺，唯月事不至。继以加味乌药汤，两日而潮来，身爽然矣。至是每病必延余，虽婢仆乳媪染微恙，皆施治矣。

这是清代医家王堉所著《醉花窗医案》中的一则案例。

腹胀腹痛，腹大如孕，月经不行，性情急暴，脉见左关弦急。证属肝脾寒凝气滞，郁而化火。首诊以逍遥散合左金丸调畅肝脾，清泻肝火；二诊以加味乌药汤温中理气，疏肝调经。案中所说"肝热郁血"，当为病之标，病之本当为气滞寒凝，首诊侧重治标，二诊侧重治本。本为寒，可有大便不实；标为热，可有口苦胁痛。

附录5:

叶天士医案解读 30 则

　　清代医家叶天士是李东垣内伤学说优秀的传承者和发扬者。今选取《临证指南医案》中叶天士治疗内伤病证医案 30 则，用内伤理论作了粗浅的解读，供读者参考。所用《临证指南医案》底本来自由中国中医药出版社 1999 年 8 月出版的《叶天士医学全书》。

医案 1:

　　唐_{六六} 男子右属气虚，麻木一年，入春口眼歪斜，乃虚风内动。老年力衰，当时令之发泄，忌投风药，宜以固卫益气。

　　人参　黄芪　白术　炙草　广皮　归身　天麻　煨姜　南枣

　　(《临证指南医案卷一·中风》)

解读:

　　风中经络、血脉，口眼㖞斜，多以祛风通络为治。但本案患者年老力衰，也无外邪入中之征象，从气虚考虑，治以补中益气，佐以息风。

　　处方用补中益气汤去升麻、柴胡加煨姜、南枣补中益气，再加天麻息风通络。

为什么要去升麻、柴胡加煨姜、南枣？

入春发病，本案并无春升不及，中气大虚，反忌春升太过。因此，不用升清之升麻、柴胡，加用和中之煨姜、南枣。

本案后面附有一段话："凡中风症，有肢体缓纵不收者，皆属阳明气虚。当用人参为首药，而附子、黄芪、炙草之类佐之。若短缩牵挛，则以逐邪为急。"

可见本案之所以辨为气虚风动，关键点在于患者自觉面部缓纵不收而非短缩牵挛。

医案 2：

赵三七　气分本虚，卫少外护，畏风怯冷。冬天大气主藏，夏季气泄外越，此天热烦倦一因也。是气分属阳，故桂附理阳颇投。考八味，古称肾气，有通摄下焦之功，能使水液不致泛溢，其中阴药味厚为君，乃阴中之阳药，施于气虚，未为中窾。历举益气法，无出东垣范围，俾清阳旋转，脾胃自强。偏寒偏热，总有太过不及之弊。

补中益气加麦冬、五味。

又　间服四君子汤。

（《临证指南医案卷三·脾胃》）

解读：

冬季畏风怯冷，多属阳气不足，或治肾，或脾肾同治。夏季烦热困倦，多属气虚或气阴两虚，当治脾。补中益气汤加麦冬、五味子，即补中益气汤合生脉散，补中升清，解暑救津，也可以看作清暑益气汤的加减方。之所以不用清暑益气汤原方，是因为无湿热证。处方关键在于权衡方中寒热比例和升降比例。

医案 3：

王_{五十} 素有痰饮，阳气已微，再加悒郁伤脾，脾胃运纳之阳愈惫，致食下不化，食已欲泻。夫脾胃为病，最详东垣，当升降法中求之。

人参　白术　羌活　防风　生益智　广皮　炙草　木瓜

（《临证指南医案卷三·脾胃》）

解读：

食下不化，胃不纳，腐熟无能；食已欲泻，脾不运，升清不能。治疗以补中益气汤加减，去升麻、柴胡加羌活、防风，去黄芪、当归加生益智、木瓜。

之所以以羌活、防风易升麻、柴胡，可能原因有二：一是本案治疗可能在冬季，以辛温之羌活、防风易辛凉之升麻、柴胡；二是痰饮宿疾，往往夹有痰湿，取小剂羌活、防风胜湿。

之所以以生益智、木瓜易黄芪、当归，可能考虑到温补之黄芪、当归易助上焦痰饮热化，恐诱发宿疾。益智、木瓜温化寒湿，偏走中焦，不易扰动上焦。

医案 4：

程_{三一} 食入不化，饮酒厚味即泻，而肠血未已。盖阳微健运失职，酒食气蒸，湿聚阳郁，脾伤清阳日陷矣。议用东垣升阳法。

人参　茅术　广皮　炙草　生益智　防风　炒升麻

（《临证指南医案卷七·便血》）

解读：

上有胃呆，下有泄泻、便血，脾胃气虚，寒湿中阻，清阳下陷。想必舌质偏淡，舌苔白腻，脘腹畏寒。治疗用李东垣升阳法，也可以说是补中益气法。方用补中益气汤以防风易柴胡，苍术易白术，去黄芪、当归加益智仁。

以防风易柴胡、苍术易白术，较原方祛寒湿力大。

也是考虑到了寒湿中阻，首方补益不可太过，权衡于扶正与祛邪的比例，去黄芪、当归之甘温，加益智仁温中祛寒。

本案便血，可不可以用黄土汤加减治疗？

不可以。补中益气法治疗气虚气陷便血，黄土汤治疗阳虚便血。

本案患者可能是"酒客"，可不可用葛花解酲汤治疗？

不可以。

葛花解酲汤在解酒的同时重在上下分消湿邪。本案治疗着重于祛寒湿和补中升清阳。

医案 5：

孙　面色痿黄，腹痛下血，都因饮食重伤脾胃。气下陷为脱肛，经月不愈，正气已虚。宜甘温益气，少佐酸苦。务使中焦生旺，而稚年易亏之阴自坚，翼有自安之理。

人参　川连　炒归身　炒白芍　炙草　广皮　石莲肉　乌梅

又　肛翻纯血，不但脾弱气陷，下焦之阴亦不摄固。面色唇爪，已无华色。此盖气乃一定成法，摄阴亦不可少。然幼稚补药，须佐宣通，以易虚易实之体也。

人参　焦术　广皮　白芍　炙草　归身　五味　升麻醋炒　柴胡醋炒

（《临证指南医案卷七·脱肛》）

解读：

脾虚气陷，脱肛下血，补中益气汤证。但初诊并未使用补中益气汤，二诊才改用补中益气汤加酸收之白芍、五味子，且升麻、柴胡都用醋炒。为什么？

患者为小孩，稚阴稚阳、易实易虚之体。

尽管有是证用是方，但补中升清稍有不慎，极易由不及转为太过。

本案提醒后学者，小孩稚体使用补中益气汤宜慎。

李东垣笔下，在《内外伤辨惑论》中，补中益气汤为治疗内伤脾胃、阴火内生而设。在《兰室秘藏》中，补中益气法被广泛用于治疗杂病。后世医家进一步推广使用补中益气汤加减治疗脾虚气陷之脱肛、便血、疝气、子宫脱垂、崩漏等。

王旭高《环溪草堂医案》中载一案：子和论七疝，都隶于肝。近因远行劳倦，奔走伤筋，元气下陷，其疝益大。盖筋者，肝之气也；睾丸者，筋之所聚也。大凡治疝，不越辛温苦泄；然劳碌气陷者，苦泄则气亦陷，当先举其陷下之气，稍佐辛温，是亦标本兼治之法。补中益气汤加茯苓、茴香、延胡、全蝎、木香。

医案 6：

孙　脉右大，阳明空，气短闪烁欲痛。

人参　生黄芪　熟白术　炙草　广皮　当归　白芍　半夏　防风根　羌活

又　益气颇安，知身半以上痹痛，乃阳不足也。

人参　黄芪　熟于术　炙草　桂枝　归身　白芍　川羌

（《临证指南医案卷七·痹》）

解读：

痹痛，实者不外风、寒、湿、热、痰、瘀诸邪痹阻，虚者不外气虚、血虚、脾虚、肾虚。

脉右大，内伤脾胃之脉，结合气短，可辨为脾胃气虚。痹痛并非持续，也不是剧痛，可作为气虚佐证。想必患者面黄体瘦状。

痹痛在上身阳位，病机当为脾胃气虚，清阳升浮不足，风寒痹阻经络。

治疗以补中益气汤以防风、羌活易升麻、柴胡，加白芍、半夏。

之所以以防风、羌活易升麻、柴胡，是因为防风、羌活升清中又具祛风湿、通经络、止痹痛之效。

加半夏和中，白芍缓急，二药降收，有防升散太过之用。

首诊见效，二诊在首诊方基础上稍做加减。去半夏之多余，以桂枝之温通易防风之温散，且桂枝与白芍相配，有和畅营卫之功。

治疗痹证用补中益气汤加减，方书中似提及不多。

《叶氏医案存真·卷三》中有补中治痹案一则可互参：周身掣痛，头不可转，手不能握，足不能运，两脉浮虚。浮虽风象，而内虚者，脉亦浮而无力。以脉参症，当是劳倦伤中，阳明不治之候。阳明者，五脏六腑之海，主束筋骨，而利机关。阳明不治，则气血不荣，十二经络无所禀受，而不用矣。卫中空虚，营行不利，相搏而痛，有由然也。法当大补阳明气血，不与风寒湿所致成痹者同治。人参，黄芪，归身，甘草，桂枝，秦艽，白术。

医案 7：

王三九　脉来濡浮，久疮变幻未罢，是卫阳疏豁，不耐寒暄。初受客邪不解，混处气血，浸淫仅在阳分，肌腠之患。议升举一法，气壮斯风湿尽驱。

人参　生黄芪　川芎　当归　防风　僵蚕　蝉蜕　炙甘草　生姜　大枣

（《临证指南医案卷八·疮疡》）

解读：

邪气外侵，肤生疮疡。疮疡之所以日久不愈，缘于内伤脾胃，阳气升浮不及。阳气不充于肤表，卫阳不足，营卫不充，一方面邪滞久疮，另一方面不耐寒热。脉浮主邪气在表，脉濡主湿邪，也主气虚。邪气初客在气分，日久入及血分，因此说"混处气血"。

治疗当补中升清，和营卫，去风湿。处方可以看作补中益气汤加减，去升麻、柴胡加川芎、防风，去白术、橘皮加生姜大枣，再加僵蚕、蝉蜕。

为什么去升麻、柴胡加川芎、防风呢?

四味药都属于"风升生"类药,都有升浮阳气的作用。不同之处在于川芎入血分,防风胜湿邪,升麻、柴胡只走气分,胜湿力微。而本案湿邪在表,且入及血分。

为什么去白术、橘皮加生姜、大枣呢?

两对药都有和中之用,生姜、大枣较白术、橘皮和营卫之功胜。本案病疮在表,营卫不和。

为什么加僵蚕、蝉蜕?

僵蚕、蝉蜕升浮,有祛风止痒化浊之功。本案湿浊久滞,且疮疡当有痒症。

本案可不可以用荆防败毒散加减或者桂枝麻黄各半汤加减治疗?

荆防败毒散和桂枝麻黄各半汤是治疗疮疡常用之方,但都属于祛邪为主的方剂。本案治疗时需要注意到内伤脾胃不足和阳气升浮不足。另外,即使祛邪,也要根据风湿、风寒、风热等邪气的不同以及在气、在血病位的不同而择宜选用方药。

医案8:

王_{九岁} 久泻,兼发疮痍,是湿胜热郁。苦寒必佐风药,合乎东垣脾宜升,胃宜降之旨。

人参 川连 黄柏 炙甘草 广皮 白术 神曲 麦芽 柴胡 升麻 羌活 防风

(《临证指南医案卷十·吐泻》)

解读：

久泻在里，疮痍在表。在里脾虚湿胜故久泻，在表湿热郁滞故疮痍。

治疗以补中益气汤去黄芪、当归补中升清，加黄连、黄柏伍羌活、防风清散湿热，加神曲、麦芽开胃和中。

为什么去黄芪、当归加神曲、麦芽？

久泻，内外湿郁，舌苔当腻，纳食当减。过用补药宜留湿呆胃，故补中益气汤中减去黄芪、当归之补，再加神曲、麦芽开胃和中。

为什么加用黄连、黄柏配羌活、防风？

苦寒配辛温，治疗在表之湿热郁滞。

黄连、黄柏苦寒清热燥湿解毒，治疗湿热疮痍，伍以羌活、防风辛通散结、辛散湿热。

实际上，案中处方黄连、黄柏所配伍的辛散药是四味：升麻、柴胡、羌活、防风。

辛散药，即李东垣所说的风升生类药，通常具有升浮阳气、辛通气血经络、散风胜湿的作用。

也可以这样说，升麻、柴胡、羌活、防风，配伍人参、黄芪，具有升浮阳气的作用；配伍黄连、黄柏具有清散湿热的作用。

升麻、柴胡、羌活、防风，这个药组，在李东垣的升阳散火汤中用到过，升浮阳气，解散郁火。

在《内外伤辨惑论》中，补中益气汤方后，"四时用药加减法"中，除风湿羌活汤、通气防风汤治疗内伤脾胃基础上邪滞经络，升阳补气汤治疗内伤基础上不耐寒热，这三张方剂中都用到了升麻、柴胡、羌活、防风这个药组。

本案治疗可不可以分两个阶段治疗，先治久泻，后治疮痍？

可以，但较原案治疗疗程要长。

本案治疗久泻，可不可以不用补中益气汤而用参苓白术散？

使用参苓白术散可以取效暂时，但不易收全功，因参苓白术散降浊有余而升清不足。

医案 9：

宣₃₅ 痛而纳食稍安，病在脾络，因饥饿而得。当养中焦之营，甘以缓之，是其治法。

小建中汤。

（《临证指南医案卷三·脾胃》）

解读：

小建中汤类方养中焦之营，四君子汤、补中益气汤补中焦之气。

小建中汤证舌苔偏少、脉象见弦，四君子汤证、补中益气汤证舌苔薄白、脉象多细、多弱、多缓。

小建中汤类方有缓急治痛之功，四君子汤、补中益气汤没有。

胃痛而进食稍安，即西医所说的"饥饿痛"，常见于胃溃疡病变。如胃溃疡病变见舌苔腻者，不可套用小建中汤类方治疗。

养中焦之营还有一张常用方是归脾汤。王旭高《环溪草堂医案》中载一案：思虑伤脾之营，劳碌伤脾之气。归脾汤，补脾之营也；补中益气汤，补脾之气也。今将二方，并合服之。党参，黄芪，冬术，茯神，归身，炙甘草，砂仁，枣仁，升麻，柴胡，木香，半夏，陈皮。

《增评柳选四家医案》中本案下有评语：伤营则午后内热，伤气则倦怠乏力。

医案 10：

席　半月前恰春分，阳气正升，因情志之动，厥阳上燔致咳，震动络中，遂令失血。虽得血止，诊右脉长大透寸部，食物不欲纳，寐中呻吟呓语。由至阴损及阳明，精气神不相交合矣。议敛摄神气法。

人参　茯神　五味　枣仁　炙草　龙骨　金箔

又　服一剂，自觉直入少腹，腹中微痛，逾时自安。此方敛手少阴之散失，以和四脏，不为重坠，至于直下者，阳明胃虚也。脉缓大长，肌肤甲错，气衰血亏如绘。姑建其中。

参芪建中汤去姜。

又　照前方去糖，加茯神。

又　诊脾胃脉独大为病，饮食少进，不喜饮水，痰多嗽频，皆土衰不生金气。《金匮》谓男子脉大为劳，极虚者亦为劳。夫脉大为气分泄越，思虑郁结，心脾营损于上中，而阳分萎顿。极虚亦为劳，为精血下夺，肝肾阴不自立。若脉细欲寐，皆少阴见症。今寐食不安，上中为急。况厥阴风木主令，春三月，木火司权，脾胃受戕，一定至理。建中理阳之馀，继进四君子汤，大固气分，多多益善。

（《临证指南医案卷二·吐血》）

解读：

本案为血证，首诊治心安神为主，后三诊治疗脾胃为主。

古人对出血类病证似乎较为恐惧，首诊出血后心神不安"寐中呻吟呓语"，处方以人参、炙甘草益气养心，合茯神、五味、枣仁、龙骨、金箔敛摄安神。方中用药似乎承袭《普济本事方》用药遗风。《普济本事方》中治疗魂散不守的真珠丸中用到了人参、枣仁、茯神、龙齿，治疗因惊言语颠错的远志丸中用到了人参、枣仁、金箔，独活汤中用到了酸枣仁、五味、甘草、茯苓、人参。

二诊因饮食少进，气血两亏，治用参芪建中汤。之所以去生姜，考虑到血症，营血不足，用药过热恐有伤血、动血之嫌。

饴糖甘温偏腻，利于营血不足而不利于胃纳不开。三诊着眼于饮食少进和心神不安，去饴糖加茯神。

四诊在用参芪建中汤加减治疗后，以四君子汤善后。四君子汤补益脾胃之气，小建中汤补益脾胃之营。从三诊去饴糖，到四诊用四君子汤善后，可见本案以脾胃气虚为主。

本案"右脉长大透寸部""脾胃脉独大"，类同李东垣所说的内伤脾胃的"气口脉大于人迎"。本案可以用补中益气汤加减治疗吗？

不可以。原因有二：一是病证为吐血，气机升浮有余而沉降不足；二是本案不仅脾胃气虚，营血也有不足。

病发于春季，补中益气汤为应春之方，按李东垣四时用药法，不是应该用补中益气汤吗？

补中益气汤治疗的是春升不及者，本案为春升太过者。

医案 11：

朱二七　既暮身热，汗出早凉，仍任劳办事。食减半，色脉形肉不足，病属内损劳怯。

人参小建中汤。

（《临证指南医案卷一·虚劳》）

解读：

夜热早凉，常见因于阴虚的青蒿鳖甲汤证、因于腑实的承气汤证、因于血瘀的血府逐瘀汤证，此处为阴阳俱损的小建中汤证。

小建中汤证之所以出现"既暮身热，汗出早凉"，直接原因仍然是营卫失和。

补中益气汤证出现身热，多见上午热、下午凉，其直接原因是内生阴火。

王旭高《环溪草堂医案》中载一案：夜凉昼热，热在上午，此东垣所谓劳倦伤脾之证也。上午热，属气虚，用补中益气汤，补气升阳。补中益气汤加神曲、茯苓。

色脉形肉俱已不足，不用滋补厚味及血肉有情之品而用小建中汤加人参，是因于"食减半"，治脾胃为急。

医案 12：

严_{二八}　脉小右弦，久嗽晡热，着左眠稍适。二气已偏，即是损怯。无逐邪方法，清泄莫进，当与甘缓。

黄芪建中去姜。

又　建中法颇安，理必益气以止寒热。

人参　黄芪　焦术　炙草　归身　广皮白　煨升麻　煨柴胡

（《临证指南医案卷一·虚劳》）

解读：

虚劳久嗽，下午潮热，多见阴虚为患，用黄芪建中汤、补中益气汤者，想必舌质偏淡、面色欠泽、纳谷有损，一派气虚见症。

虚损日久，纳谷已损，舌质不红，舌苔薄净，不能见嗽止嗽、见热退热，急当建立中气、扶助脾胃，因此说"无逐邪方法，清泄莫进，当与甘缓"。

首诊着眼于右脉见弦，与建中法，取效，但寒热未止。想必弦脉已缓，脉小无力，二诊改用补中益气汤。

小建中汤证与补中益气汤证都可以见到恶寒发热，都与营卫有关。小建中汤证中的恶寒、发热主要是由营卫不和引起，治用小建中汤重在调和营卫；补中益气汤中的恶寒、发热主要是由营卫不充引起，治用补中益气汤重在补益卫气。

医案 13：

仲_{三八}　久劳内损，初春已有汗出，入夏食减，皆身中不耐大气泄越，右脉空大，色萎黄。衰极难复，无却病方法，议封固一法。

人参　黄芪　熟于术　五味

（《临证指南医案卷一·虚劳》）

解读：

食减自汗，面色萎黄，右脉大，内伤脾胃之象。

右脉大近洪，伴身热，气虚阴火之象，宜补中升清，人参、黄芪、白术配升麻、柴胡；右脉大近芤，伴身寒，气虚近脱之象，宜补中封固，人参、黄芪、白术配五味子。

医案 14：

某　积劳，神困食减，五心热，汗出。是元气虚，阴火盛。宜补中。

生脉四君子汤。

（《临证指南医案卷一·虚劳》）

解读：

神困、食减、汗出，脾胃气虚。

五心热，内热。此处所说的阴火，和李东垣笔下的阴火概念似乎不同。李东垣所说的阴火，是气虚基础上产生的郁火。案中的五心热，似为阴虚产生的虚火。方中用麦冬养阴清虚火。

案中久劳渐损，脾胃内伤，气阴两亏，身体当瘦，舌苔当少，脉象当细。治疗宜补益气阴，补中封固，而非补中升清，故不用升麻、柴胡而用五味子。

医案 15：

周　大寒土旺节侯，中年劳倦，阳气不藏，内风动越，令人麻痹。肉瞤心悸，汗泄烦躁，乃里虚欲暴中之象。议用封固护阳为主，无暇论及痰饮他歧。

人参　黄芪　附子　熟术

（《临证指南医案卷一·中风》）

解读：

中年劳伤，阳气大虚。数九寒天，主藏时节，反见肉瞤、心悸、汗泄、烦躁之候，阳气外泄之征。急当补益封固阳气，用人参、黄芪、熟术补气基础上配伍附子回阳固脱。此时，切不可误认为汗泄是气虚，烦躁是阴火，而误用人参、黄芪、熟术、配伍升麻、柴胡补中升清泻阴火。

案中烦躁是虚阳外越之象，治当用附子剂。

阳气虚脱，即使伴有痰饮喘促（也极宜伴痰饮喘促），治疗也以固脱为先。

医案 16：

梅_{四三}　案牍积劳，神困食减，五心汗出。非因实热，乃火与元气不两立，气泄为热为汗。当治在无形，以实火宜清，虚热宜补耳。议用生脉四君子汤。

（《临证指南医案卷三·汗》）

解读：

积劳内伤，不仅伤及脾胃致神困食减，同时伤及心之气阴，致五心烦热汗出。治疗以四君子汤补益脾胃，生脉散补益气阴。

李东垣以补中益气汤合生脉散加减组成了清暑益气汤。生脉四君子汤与清暑益气汤所治证候的区别在于清暑益气汤证中有湿热内阻和气机升降障碍。

李东垣的阴火学说主要是基于劳倦伤中的劳力伤构建，本案属劳倦伤中的劳心伤。

清暑益气汤组方用的是升降浮沉补泻用药法，生脉四君子汤组方用的是脏腑辨证补泻用药法。

医案 17：

卜二八　春夏必吞酸，肢痿麻木。此体虚不耐阳气升泄，乃热伤气分为病。宗东垣清暑益气之议。

人参　黄芪　白术　甘草　麦冬　五味　青皮　陈皮　泽泻　葛根　升麻　黄柏　归身　神曲

（《临证指南医案卷五·暑》）

解读：

内伤脾胃，升浮耗气，故春夏病发。阳气升浮外达不足，故肢痿麻木。湿热滞中，故吞酸。治疗当补中益气，升浮阳气，降泄湿热，方用清暑益气汤。

医案 18：

徐十四　长夏湿热令行，肢起脓窠，烦倦，不嗜食。此体质本怯，而湿与热邪，暂伤气分，当以注夏同参。用清暑益气法。

人参 白术 广皮 五味 麦冬 川连 黄柏 升麻 葛根
神曲 麦芽 谷芽

干荷叶汁泛丸。

(《临证指南医案卷五·暑》)

解读：

脾胃气虚，又逢长夏湿热。暑热耗气，故烦倦、不嗜食。湿热蕴滞，故肢起脓窠。治疗当补中益气，清化湿热，恢复气机升浮降沉，用清暑益气法。

叶案中多用法。

破解"古方新病不相能"方法之一：用古法治今病。

学一方不如学一法。

医案 19：

胡 不饥不食不便，此属胃病，乃暑热伤气所致。味变酸浊，热痰聚脘。苦辛自能泄降，非无据也。

半夏泻心汤去甘草、干姜，加杏仁、枳实。

(《临证指南医案卷五·暑》)

解读：

脾胃气虚，痰热中阻，不饥不食不便，用泻心法。

吴鞠通用泻心法治疗湿温病属中焦者。

本案可以用清暑益气法吗？

不可以。

泻心法治在胃，清暑益气法治在脾；泻心法重在降浊，清暑益气法强调升浮；泻心法所治证只表现为在里证候，清暑益气法所治证往往有肢体见症。

医案 20：

某 劳伤，阳虚汗泄。

黄芪三钱　白术二钱　防风六分　炙草五分

（《临证指南医案卷三·汗》）

解读：

劳倦伤，气虚自汗，用玉屏风散加炙甘草益气固卫止汗。

本案可不可以用补中益气汤加减治疗？

可以。案中处方可以看作补中益气汤去人参、当归、橘皮，以防风易升麻、柴胡而成。

防风升浮，易升麻、柴胡升清，只是温凉有别。

为什么不用人参、当归、橘皮呢？

因为"无里证"。

玉屏风散和补中益气汤都可以治疗气虚自汗，都有补益肺脾、固卫止汗作用。但玉屏风散证的病位主要在表，补中益气汤证的病位主要在里。

医案 21：

汪 舌灰黄，脘痹不饥，形寒怯冷。脾阳式微，不能运布气机，非温通焉能宣达。

半夏　茯苓　广皮　干姜　厚朴　荜茇

（《临证指南医案卷三·脾胃》）

217

解读：

寒湿痹阻中焦，胃不纳，脾不运，阳气不布。治疗首当开胃、运脾、祛寒湿。方中半夏、茯苓、广皮重在和胃开胃，干姜、厚朴、苹芨重在温中运脾。

舌苔灰黄，补药不可早用。

医案 22：

吴　酒多谷少，湿胜中虚，腹痛便溏，太阴脾阳少健。

平胃合四苓，加谷芽。

（《临证指南医案卷三·脾胃》）

解读：

酒客，饮酒多而进食少，脾胃内伤，寒湿中阻，舌苔当腻。治疗祛寒湿为先，胃苓汤加减。

之所以去桂，因酒客不喜桂。加谷芽意在开胃进食。

本案可以用葛花解酲汤治疗吗？

适当加减，应该可以。只是人参之补不宜早用。

医案 23：

周四十　脉象窒塞，能食少运，便溏，当温通脾阳。

生白术一钱半　茯苓三钱　益智仁一钱　淡附子一钱　干姜一钱　苹芨一钱

又　温通脾阳颇适，脉象仍然窒塞。照前方再服二剂，如丸方，当以脾肾同治著想。

（《临证指南医案卷三·脾胃》）

解读：

寒湿困脾，不影响胃纳，故能食而便溏。治疗当温中运脾祛湿，以附子理中汤去补中之人参、炙甘草，加温中祛湿之茯苓、益智仁、荜茇。

之所以去人参、炙甘草，因"脉象窒塞"，邪阻较甚，治疗首当温通而非温补。善后可用附子理中丸或合四神丸等。

医案 24：

洪妪　脉虚涩弱，面乏淖泽，鼻冷肢冷，肌腠麻木，时如寒凛，微热，欲溺，大便有不化之形，谷食不纳。此阳气大衰，理进温补，用附子理中汤。

（《临证指南医案卷三·脾胃》）

解读：

面色欠泽、形寒肢冷、纳差、便溏、尿不禁，一派虚寒之象，用附子理中汤温补当为正治。

值得注意的是"微热"。内伤脾胃，初为热中，末为寒中。热中多见发热或微热，寒中多见畏寒而少见身热。补中益气汤是治疗热中的代表方，理中汤、附子理中汤是治疗寒中的代表方。

当然，热中证也可以见畏寒者，临床也有用补中益气汤加附子或干姜的机会。

那么，本案中为什么不着眼于"微热"而选用补中益气汤加姜、附呢？

因为"脉虚涩弱"。

补中益气汤证见发热或"微热",往往提示阴火内生。阴火内生的脉象当见"大"象,而不是"虚涩弱"。

那么,如何解释本案中的"微热"呢?

老妪,年老体弱,当为虚阳上越引起。

虚阳上越,切忌升提。

医案 25:

白_{十四} 疟邪久留,结聚血分成形,仲景有缓攻通络方法可宗。但疟母必在胁下,以少阳厥阴表里为病。今脉弦大,面色黄滞,腹大青筋皆露,劲脉震动。纯是脾胃受伤,积聚内起,气分受病,痞满势成,与疟母邪结血分,又属两途。经年病久,正气已怯。观东垣五积,必疏补两施,盖缓攻为宜。

生于术　鸡肫皮　川连　厚朴　新会皮　姜渣

水泛丸。

(《临证指南医案卷四·积聚》)

解读:

久病积聚,用枳术法,丸剂缓攻。

方中用到了川连、厚朴,含"泻心法"。

《东垣试效方》中,治疗五积都用丸剂:肝之积用肥气丸,心之积用伏梁丸,脾之积用痞气丸,肺之积用息贲丸,肾之积用贲豚丸。五方中前两味药都是厚朴、黄连。

医案 26：

戈　小便短涩浑浊，大便频溏，不欲纳谷，此伤食恶食也，当分消土。

生益智　广皮　茯苓　泽泻　炒白芍　炒山楂

（《临证指南医案卷三·脾胃》）

解读：

本方可看作保和丸加减，或称"保和法"。

伤食恶食，大便溏泄，小便短少。治以生益智、广皮、茯苓、炒山楂消食和中，加泽泻利小便以实大便。

为什么加炒白芍？

案中当有腹痛。白芍治腹中痛。之所以不佐甘草，案中当有舌苔腻。

保和丸中半夏、陈皮、茯苓配消食药。案中为什么不用半夏而用生益智？

益智入脾温中和中，半夏入胃化痰和胃。本案治疗重在脾，故用益智仁易半夏。

本案可用枳术丸加减吗？

可以。案中没有用白术运脾和中，而是用生益智、陈皮、茯苓运脾和中；没有用枳实消导，而是用炒山楂消食。用药不同，用法可通。

朱丹溪的保和丸、大安丸出现在枳术丸之后。

医案 27：

程_{十七}　脉沉，粪后下血。少年淳朴得此，乃食物不和，肠络空隙所渗。与升降法。

茅术　厚朴　陈皮　炮姜　炙草　升麻　柴胡　地榆

又　脉缓濡弱，阳气不足，过饮湿胜，大便溏滑，似乎不禁，便后血色红紫，兼有成块而下。论理是少阴肾脏失司固摄，而阳明胃脉但开无合矣。从来治腑以通为补，与治脏补法迥异。先拟暖胃通阳一法。

生茅术　人参　茯苓　新会皮　厚朴　炮附子　炮姜炭　地榆炭

（《临证指南医案卷七·便血》）

解读：

寒湿便血，脉显沉象，治用平胃散加炮姜温中运脾祛寒湿，加地榆止血，加升麻、柴胡升清。

读此案，我们能想到一个问题：升清法必须和补中法同用呢？还是可以单用？

理论上来讲，以风升生类药物为代表性药物的升清法，其作用是升浮阳气，不使郁滞。

那么，阳气为什么会不得升浮而郁滞呢？

原因不外乎两种情况：一种情况是邪气郁滞，另一种情况是脾胃气虚。

前者升浮阳气，辛散祛邪，不需要与补中法合用，如羌活胜湿汤方；后者升浮阳气，条达气机，必须与补中法合用，如补中益气汤方。前者主要针对邪气，后者主要针对正气。

李东垣内伤学说主要立足于后者。

返回来看，本案中使用升麻、柴胡升清，属于哪一种情况呢？

平胃散加炮姜主要着眼于祛寒湿，升麻、柴胡并没有和补中法合用。那么，使用升麻、柴胡是不是也是着眼于祛邪？

不是。本案病位在中下焦，祛寒湿之邪不需要升散。

寒湿祛除后是不是可以用升麻、柴胡合补中法善后？

应该可以。

这样分析下来，首诊方中升麻、柴胡的使用似成"鸡肋"。

事实上，二诊方即去掉了升麻、柴胡。即使二诊方加用了补中的人参，也没有用升清的升麻、柴胡。

当然，并不是说首诊方一定不需要用升麻、柴胡。有时为了祛中下焦邪滞，稍佐升清，有条畅气机之用。但用方者必须从理论上梳理明白，而非简单的照猫画虎。

案中二诊处方去茯苓、地榆炭，在《温病条辨》中焦篇中名附子理中汤去甘草加厚朴广皮汤：生茅术三钱，人参一钱五分，炮干姜一钱五分，厚朴二钱，广皮一钱五分，生附子（炮黑）一钱五分。治疗"阳明寒湿，舌白腐，肛坠痛，便不爽，不喜食"。又类同下焦篇中的术附汤：生茅术五钱，人参二钱，厚朴三钱，生附子三钱，炮姜三钱，广皮三钱。治疗"浊湿久留，下注于肛，气闭，肛门坠痛，胃不喜食，舌苔腐白。"

两方证都有肛门坠痛，特征性的舌象是舌苔白腐，方中都不用升清。

医案 28：

某　腑阳不通，腹痛，用禹粮丸暖下通消，二便通，胀缓，腹仄。此无形之气未振，宜疏补醒中。

生白术　厚朴　广皮　半夏　茯苓　生益智　姜汁

（《临证指南医案卷八·腹痛》）

解读：

内伤，脾胃不足，寒湿内积，温通已效，腹痛、腹胀俱缓解，该如何善后？

脾胃不足，补益脾胃？泻法之后用补法？

案中用平胃散合二陈汤加减。

用平胃散去甘草，以白术易苍术，运脾畅中；用二陈汤去甘草，和胃畅中；加生益智、姜汁温中和中。

运脾和胃温中。

本案并没有用补中。

在内伤脾胃治疗中，除补益脾胃、祛除邪实之外，很多时候需要用到调和复正。

医案 29：

王　数年病伤不复，不饥不纳，九窍不和，都属胃病。阳土喜柔，偏恶刚燥，若四君、异功等，竟是治脾之药。腑宜通即是补，甘濡润，胃气下行，则有效验。

麦冬一钱　火麻仁一钱半，炒　水炙黑小甘草五分　生白芍
二钱

临服入青甘蔗浆一杯。

（《临证指南医案卷三·脾胃》）

解读：

久病体弱，胃阴伤损，不饥纳少，大便干燥，九窍不和，想必口舌干燥，舌红少苔，脉细无力或细数无力。治以甘寒清养濡润。

叶天士在李东垣内伤脾胃学说基础上发展出了胃阴学说。

需要注意的是，叶天士的胃阴学说是建立在脏腑辨证用药法基础上的，严格来说，并没有进入李东垣的内伤学说体系。

益胃汤、沙参麦冬汤治疗胃阴虚，四君子汤、异功散治疗脾气虚，脾胃有别，刚柔有别。

李东垣强调顺应脾气升清即是补脾，叶天士强调顺应胃气下行即是补胃。

"九窍不和，都属胃病"，在《临证指南医案》中出现多次，当为叶天士学习和临证的总结。李东垣在《脾胃论》中说："九窍者，五脏主之，五脏皆得胃气，乃能通利。""胃气一虚，耳、目、口、鼻，俱为之病。"并且专门有一则医论"脾胃虚则九窍不通论"。只是李东垣立足于升清不足，叶天士立足于濡养不足或胃降不足。

医案 30：

江　脾宜升则健，胃宜降则和。盖太阴之土，得阳始运；阳明阳土，得阴始安。以脾喜刚燥，胃喜柔润。仲景急下存津，治在胃

也；东垣大升阳气，治在脾也。今能食不运，医家悉指脾弱是病。但诊脉较诸冬春盛大兼弦，据经论病，独大独小，斯为病脉。脾脏属阴，胃腑属阳，脉见弦大，非脏阴见病之象。久病少餐，犹勉强支撑，兼以大便窒塞，泄气不爽，坐谈片刻，嗳气频频，平素痔疮肠红，未向安适。此脉症，全是胃气不降，肠中不通，腑失传导变化之司。古人云：九窍不和，都属胃病。六腑为病，以通为补。经年调摄，不越参、术、桂、附，而毫乏应效，不必再进汤药。议仿丹溪小温中丸，服至七日，俾三阴三阳一周，再议治之义。

小温中丸二两一钱。

（《临证指南医案卷四·便闭》）

解读：

本案夹叙夹议，洋洋洒洒，治疗却以小温中丸戛然而止，读完似不尽兴。

这是一个什么病证呢？

纳食尚可，但身体瘦弱，辨为脾虚为病，长期服用人参、白术佐以肉桂、附子甘温类方药补脾益气、温脾助阳，但久久并不为功，毫无效应。病变经年，体弱依然，纳食日少，大便不通，嗳气腹胀，下见痔血，脉显弦大。

此时此刻该怎么治疗呢？

脾胃虚弱无疑。但补脾益气之药只能让纳食更减，大便更闭。当务之急，先畅通腹气，使大便通下，胃气下行，纳食增加。用朱丹溪小温中丸法，处方：白术二两，茯苓一两，陈皮一两，熟半夏一两，甘草三钱，炒神曲一两，生香附一两半，炒苦参五钱，炒黄连五钱, 醋炒针砂一两半。为末, 醋水各半, 打神曲糊为丸, 桐子大。

这是一张什么方呢?

大剂神曲配茯苓、陈皮、半夏, 有保和丸法。半夏、陈皮、香附、神曲配苦参、黄连, 辛温配苦寒, 有泻心汤法。大剂白术配陈皮、半夏、香附行气降气之品, 又有枳术丸法。

张仲景的泻心汤法, 李东垣的枳术丸法, 朱丹溪的保和丸法, 都是治胃之法, 都是使胃气下行之法, 与治脾之补中益气汤法完全不同。

"脾宜升则健, 胃宜降则和。"这句话成为后世中医临床中的一句名言。本案诠释了"胃宜降则和"。

朱丹溪的小温中丸, 在《丹溪心法》中有同名的三张方剂。与本案处方组成较为接近的一方是: 青皮一两, 香附四两, 苍术二两, 半夏二两, 白术半两, 陈皮一两, 苦参半两, 黄连一两, 针砂二两, 为末, 曲糊为丸。治疗积聚痞块。

叶天士在处方时最大的变动在于去苍术, 加大白术用量, 合入了枳术丸法。因此, 案中说"仿丹溪小温中丸"。

从丹溪的小温中丸组成分析, 方中实含治疗中焦郁滞的越鞠丸法。

案中"太阴之土, 得阳始运; 阳明阳土, 得阴始安。以脾喜刚燥, 胃喜柔润。"这句话也成为后世中医临床中的名言。并且经过华岫云的解读, 成为胃阴学说的立论依据。华岫云在《临证指南医案卷三·脾胃》中是这样解读的: "故凡遇禀质木火之体, 患燥热之症，或病后热伤肺胃津液，以致虚痞不食，舌绛咽干，烦渴不寐，肌燥烦热，便不通爽。此九窍不和，都属胃病也，岂可以芪、术、升、柴治之乎？故先生必用降胃之法，所谓胃宜降则和者，非用辛开苦降，亦非苦寒下夺，以损胃气，不过甘平，或甘凉濡润，以养胃阴，则津液来复，使之通降而已矣。"

但本案治胃，并非使用甘平、甘凉等柔润之品，当然本案也并非胃阴虚。

附录6:

内伤医案 15 则

医案 1

郭某,女,45 岁。2015 年 9 月 9 日初诊。

患者月经不调 1 年,专科考虑与"子宫肌瘤"有关。近期月经,8 月 2 日经行,时多时少,至 8 月 30 日经停。现症见:面色㿠白,心慌气短,乏力神疲,恶心纳差,胃脘痞满,大便偏干,睡眠欠佳。舌质淡,舌苔白,脉细缓。9 月 6 日查血常规提示:RBC 3.25×10^{12}/L,HGB 62.0g/L。

证属脾胃不足,气血虚弱。治以运脾开胃、补益气血为法,方用补中益气汤加减。

处方:党参 12g,炙黄芪 15g,生白术 15g,当归 12g,陈皮 9g,升麻 3g,柴胡 3g,鸡血藤 24g,炒枣仁 15g,焦山楂 15g,炒鸡内金 15g,炙甘草 3g。7 剂,水煎服,日 1 剂。

9 月 16 日二诊:药后诸症渐好转,大便日行 1 次。上方生白术改为焦白术,继服 7 剂。

9月23日三诊：纳好眠安，精神好转，面色渐有红润。近3日大便偏稀。补诉平素喜暖畏寒，带多清稀。舌质淡，舌苔薄白，脉细缓。9月22日查血常规提示：RBC 4.07×10¹²/L，HGB 92.0g/L。从中焦虚寒论治，方用理中汤加减。

处方：党参15g，干姜9g，焦白术15g，炒鸡内金15g，当归15g，鸡血藤30g，杜仲15g，炙甘草3g。7剂，水煎服，日1剂。

10月7日四诊：无明显不适，生活、工作恢复正常。上方继服7剂，停药观察。

按：本案前后三诊，都着眼于"虚"，着眼于"补"。前两诊需佐升提，故用补中益气汤加减；三诊佐用温中，故用理中汤加减。

补中益气汤和理中汤都治疗中焦不足。

《伤寒论》中，理中汤的主治针对"寒"（邪），"当温之"。尽管也考虑到了"虚"，但虚是由寒邪所引起的，吐泻所造成的，治疗的重点仍在"寒邪"。

《内外伤辨惑论》中，补中益气汤的主治针对"虚"（正），"补其中，升其阳"。尽管也考虑到了邪（阴火），但阴火是由正虚引起的。

在李东垣内伤学说体系中，内伤病有"初为热中，末传寒中"两个阶段。补中益气汤所治"初为热中"者，理中汤可用于"末传寒中"的治疗中。

理中汤由治疗"霍乱""太阴病"转为治疗内伤病"末传寒中"，也完成了其由治"寒"（邪）转为治"虚"（正）的身份转变。

借用罗天益在《卫生宝鉴》中的术语可以这样表述：补中益气

汤用于治疗"劳倦所伤虚中有热"者，理中丸治疗"劳倦所伤虚中有寒"者。

理论上讲，补中益气汤证多见大脉，理中丸证多见沉细脉。临床上，脉见细缓，也多有用两方加减治疗的机会。

医案 2

张某，女，56 岁。2015 年 8 月 20 日初诊。

主诉：乏力 5 年。

5 年来乏力明显，经检查发现"脾大""血白细胞低"，多家医院诊治，不能明确原因，除外"淋巴瘤"。B 超提示：肝多发囊肿，左肾多发囊肿，脾大。面白体瘦，纳食欠佳，大便日 1 次，早餐后腹内多有里急后重感。睡眠尚可。舌质淡暗，舌苔薄白腻，脉细缓。

证属脾虚气弱。治以补中益气为法，方用补中益气汤加减。

处方：党参 12g，炙黄芪 15g，当归 12g，陈皮 9g，生白术 15g，升麻 3g，柴胡 3g，焦神曲 15g，焦山楂 15g，生牡蛎 30g，炙甘草 3g。7 剂，水冲服，日 1 剂。

2015 年 8 月 27 日二诊：精神稍好，早餐后里急后重感未出现。补诉长期胃脘痞胀，咽部不利。舌质淡暗，舌苔薄白腻，脉细缓。

证属脾胃虚弱。治以补中运脾开胃为法，方用半夏泻心汤合枳术丸加减。

处方：生白术 15g，炒鸡内金 15g，枳实 9g，全瓜蒌 15g，陈皮 9g，香附 9g，厚朴 9g，桔梗 9g，姜半夏 9g，干姜 9g，黄芩 12g，黄连 3g，党参 9g，炙甘草 3g。7 剂，水冲服，日 1 剂。

2015 年 9 月 3 日三诊：乏力进一步好转，纳食好转，胃脘痞胀、咽痛不利有减轻。舌、脉同前。上方去香附，继服 14 剂。

按：食不下、心下痞、脘腹胀等，临证有用半夏泻心汤类方加减治疗的机会，也有用补中益气汤类方加减治疗的机会。如何取舍？如何把握？

本案初诊着眼于乏力伴面白、体瘦、脉细缓，取用补中益气汤补中益气。因纳食欠佳、腹内欠畅、舌苔薄白腻，加用焦神曲、焦山楂开胃畅中。加用生牡蛎软坚散结，兼顾"脾大""囊肿"。

二诊着眼于胃脘痞胀，咽部不利，取用半夏泻心汤合枳术丸补中运脾开胃。加用炒鸡内金、全瓜蒌、陈皮、香附、厚朴、桔梗，着眼于调畅胸、脘、腹气机。

理论上讲，补中益气汤重在补中，佐以升清；半夏泻心汤重在降胃，佐以补中。补泻与升降的侧重点都有不同。但临证时，中虚久者往往脾不升、胃不降，升脾不当有碍胃降，降胃不当有碍升脾。并且，同一患者在不同的治疗阶段，需权衡补泻的主次、升降的主次。

还有，医者心中多存有"加减"二字，补中益气汤可以加开胃、降胃之品，半夏泻心汤也可以加补脾、升清之品。这也给主方的选用带来一定的干扰。

从本案的治疗来看，初诊用方尽管有效，但并非最佳，于是二诊时调整了用方。这一方面与问诊有关，与主症的把握有关，另一方面也与医生对方证掌握的水平有关。

初诊用方是基于"气足则脾升、胃降自复"的认识，二诊用方是基于"脾升、胃降复则气自生"的认识。这两种认识看似都有道理，但在临证中，并不是都可以取得满意疗效，很多时候需要医者权衡取舍。

医案 3

肖某，女，68 岁。2015 年 9 月 24 日初诊。

主诉：肢体乏力 2～3 年。

患者因双手颤抖 5 年前诊为"帕金森病"，近 3 年服用"美多巴"治疗。近 2～3 年肢体乏力，纳少，不大便（依赖通便药物），口气重，腹胀，头蒙，双手震颤，下颌震颤，口干不喜饮，畏寒。体瘦，面色欠泽，言语低微。伸舌震颤，舌质暗红，舌苔薄白腻，脉虚弦。

证属阳虚阴盛，升降失常。治以温阳益气、升清降浊为法，方用补中益气汤、真武汤、枳术丸、小承气汤复合加减治疗。

处方 1：党参 12g，炙黄芪 15g，生白术 15g，当归 12g，陈皮 9g，升麻 3g，柴胡 3g，炒鸡内金 15g，枳实 15g，全瓜蒌 15g，炙甘草 3g。7 剂，水冲服。

处方 2：淡附片 12g，生姜 12g，茯苓 15g，生白芍 15g，生白术 15g，枳实 12g，厚朴 9g，生大黄 9g，党参 12g，炒鸡内金 15g。7 剂，水冲服。

上两方交替服用，日 1 剂。

2015年10月8日二诊：纳食增加，大便2日1行。舌、脉同前。上1方党参改为红参9g，2方附片改为15g，枳实改为15g。各7剂，继服。

2015年10月22日三诊：精神好转，纳食增加，大便2日1行（服第2方后腹鸣泻下），易生气，梦多，双下肢无力。

处方1：党参12g，炙黄芪15g，生白术30g，当归12g，陈皮9g，升麻3g，柴胡3g，天麻9g，杜仲15g，枳实15g，炙甘草3g。14剂，水冲服。

处方2：茯苓15g，生白芍15g，生白术15g，淡附片15g，生姜12g，枳实15g，厚朴9g，生大黄9g，党参12g。14剂，水冲服。

上两方交替服用，日1剂。

2015年11月26日四诊：气色明显好转，下颌震颤已不明显。上方各14剂，继服。

按：本案病机看似复杂，但辨证、用方较为简明。患者少气无力到几近不能活动、不能言语，用补中益气汤补中益气当为对证。初诊用党参，二诊改为红参，考虑到在补中气的同时补元气。

患者畏寒较甚，面色不泽，口干不喜饮水，双手、下颌、舌体震颤，阳虚饮停无疑，用真武汤温阳化饮当为对证。

患者纳少、腹胀、不大便、口气重、舌苔白腻，腑气不通，通腑当为要务。久病腑实，取用枳术丸合小承气汤为治，合古人"大安丸"（保和丸加白术）组方之意。

四方，两两组合，交替服用，希阳复阴退、胃纳脾运，日久当可缓缓收功。

医案 4

薛某，女，24 岁。2015 年 8 月 19 日初诊。

近半年月经先期，2～3 周 1 行，量较多，血块多。末次月经 8 月 5 日。伴见畏寒、乏力，纳食尚可，大便黏滞，体瘦，面白。舌质暗红，舌苔薄白腻，脉细缓。

证属脾胃虚弱，气虚失摄。治以补中益气为法，方用补中益气汤加减。

处方：党参 12g，炙黄芪 15g，生苍术 12g，当归 12g，陈皮 9g，升麻 3g，柴胡 3g，焦山楂 15g，牡丹皮 15g，炙甘草 3g。14 剂，水冲服，日 1 剂。

2015 年 10 月 22 日二诊：患者近两周胃脘痞胀，易发"烧心"，大便偏稀不畅。自述上方服后精神明显好转，月经于 8 月 30 日、10 月 2 日分别行 2 次。舌质暗红，舌苔薄白腻，脉细缓。

证属脾胃虚弱，湿浊中阻。治以运脾和胃、辛开苦降为法，方用平胃散合半夏泻心汤加减。

处方：生白术 12g，厚朴 9g，陈皮 9g，姜半夏 9g，干姜 9g，黄芩 12g，黄连 3g，党参 9g，茯苓 12g，炒鸡内金 15g，枳实 9g，全瓜蒌 15g，炙甘草 3g。14 剂，水冲服，日 1 剂。

按：本案前后两诊都属于脾胃虚弱。首诊主症为气虚失摄之月经先期，故用补中益气汤加减益气摄血；二诊主症为胃脘痞胀、烧心，故用半夏泻心汤加减辛开苦降。二诊处方中实含四君子汤。两次处方都可以看作以四君子汤为底方：首诊处方需升阳摄血，故去下行之茯苓，加补气之炙黄芪，升清之升麻、柴胡，理气血之当归、陈皮。因舌苔偏腻，故改白术为苍术，加焦山楂，运脾消滞化湿；因经行血块较多，故加牡丹皮活血行瘀。二诊处方需升清降浊，故用姜半夏、干姜合黄芩、黄连辛开苦降以开中焦痞滞，因大便偏稀不畅，舌苔偏腻，故用平胃散以白术易苍术合枳实、全瓜蒌、鸡内金运脾化湿通腑。

医案 5

李某，女，58 岁。2015 年 11 月 12 日初诊。

腹痛、腹泻 10 余年，大便每日 4～5 次甚至更多，无脓血便。多次行肠镜检查提示"慢性结肠炎"。伴见胸膈痞闷不舒，口干喜饮水，腰困，睡眠欠佳，精神欠佳，身有燥热感，双手憋胀不舒，纳食偏少，身体消瘦。26 年前诊为"子宫癌"，曾行放射治疗。舌质淡暗，舌苔白，脉细缓。

证属脾气虚弱，升降失司。治以补脾益气，升清泻浊为法。方用升阳益胃汤加减。

处方：红参 6g，炙黄芪 12g，炒白术 9g，茯苓 6g，姜半夏6g，陈皮 6g，炒白芍 9g，羌活 2g，独活 2g，防风 2g，柴胡 2g，黄连 2g，生龙骨、生牡蛎各 30g，焦神曲 12g，炙甘草 3g。7 剂，水冲服，日 1 剂。

2015 年 11 月 24 日二诊：药后诸症好转，大便每日 1～2 次，腹痛偶发，身热感已无，有畏寒，双手指也舒畅许多。补诉情绪易波动。舌质淡暗，舌苔白，脉细缓。

证属中焦虚寒，治以温补中焦佐以调肝和中为法。

处方：红参 9g，炒白术 15g，干姜 9g，厚朴 9g，陈皮 9g，生龙骨、生牡蛎各 30g，焦神曲 15g，柴胡 9g，防风 3g，炒白芍 12g，炙甘草 3g。14 剂，水冲服，日 1 剂。

按：长期腹痛、腹泻，治脾有补中益气汤、参苓白术散、理中汤（附子理中汤），治肾有四神丸、肾气丸，治肝有痛泻要方等方。本案精神欠佳、纳食偏少，身体消瘦，结合舌象、脉象，辨为脾气虚弱。尽管腰困有肾虚可能，但无其他旁证，首诊先不治肾。腹痛、腹泻伴有胸膈痞闷不舒，口干喜饮水，身有燥热感，提示在脾气虚弱的基础上伴有气机升降浮沉障碍和阴火内生。

时值秋冬，加之伴见胸膈痞闷不畅、双手憋胀不舒，属"阳气不伸"。舌苔白，较薄白稍多，不除外少许湿热。故不选用补中益气汤方加减，而选用"肺之脾胃虚方"，治疗"湿热少退""阳气不伸"的升阳益胃汤方加减。

久泻体弱，不用党参径用红参。泽泻咸寒动大便，故去而不用。睡眠欠佳，加生龙骨、生牡蛎安神，同时能收摄浮散之阳气，佐以焦神曲温中消食。

二诊热退、膈畅、肢体舒畅，阴火去，阳气伸，转治中焦虚寒。转方以理中汤为主方，合以平胃散方加减。因情绪易于波动，治需调肝，故合以调肝和脾之痛泻要方加减。

医案 6

王某，女，44 岁，农民。2019 年 7 月 17 日初诊。

不自主头颤 4～5 年，有逐渐加重趋势。天气变化时易出现头昏。月经量多，末次月经 7 月 14 日。10 年前有头部外伤史。纳食、睡眠可，大、小便调。舌质淡暗，舌苔白，脉细弦。

证属脾胃虚弱，风痰上扰。治以息风化痰、补中升清为法，方用半夏白术天麻汤加减。

处方：生白术 15g，炒鸡内金 15g，焦山楂 15g，姜半夏 9g，陈皮 9g，茯苓 9g，天麻 9g，党参 6g，炙黄芪 9g，葛根 15g，赤芍药 15g，全瓜蒌 15g，炒蒺藜 9g。10 剂，水煎服，日 1 剂。

2019 年 7 月 31 日二诊：病情平稳，头颤有减轻，大便日 3 次，腹无不适。舌质淡暗，舌苔白，脉细弦。上方全瓜蒌改瓜蒌皮 15g，14 剂，水煎服，日 1 剂。

2019 年 8 月 14 日三诊：头颤渐缓解，大便日 3 次。补诉脱发明显，易呃逆。舌质淡暗，舌苔薄白，脉细弦。证属脾胃虚弱，清阳失升。治以补中升清降浊为法，方用益气聪明汤加减。

处方：党参 15g，炙黄芪 18g，葛根 12g，蔓荆子 9g，升麻 6g，赤芍药 15g，天麻 12g，焦神曲 15g，僵蚕 12g，青皮 12g，女贞子 15g，墨旱莲 15g，炙甘草 3g。14 剂，水煎服，日 1 剂。

按：头颤、头昏，没有明显肾虚、肝旺表现，也没有明显气滞、瘀阻征象，患者为体力劳动者，且月经量多，故从脾胃入手，从脾虚、风痰考虑。因虚象不甚，舌苔较薄白偏腻，故首诊以祛风痰为主，佐以补中升清，取用李东垣半夏白术天麻汤加减。原方中苍术、白术配神曲、麦芽运脾畅中、消食祛湿，处方时改为生白术、炒鸡内金、焦山楂，考虑到需保持大便通畅；原方中泽泻、黄柏泻阴火，处方时改为赤芍药、全瓜蒌泻阴火，兼顾痰瘀；原方治在冬季，故少加干姜且不用升清药物，处方时正值夏秋交时，没用干姜且加葛根、炒蒺藜升清祛风。

二诊见效，大便日3次，全瓜蒌改为瓜蒌皮，减少润肠作用。

初诊担心大便不畅，影响气机升降，服初诊、二诊方后，大便日3次，脾不升清明证，且补诉呃逆，提示初诊从脾胃虚考虑是合适的。三诊舌苔转薄白，不应以祛痰湿为主，转用益气聪明汤加减补中升清。加天麻、僵蚕祛风痰，神曲温中助运，青皮理气畅中。女子，脱发明显，不用黄柏泻阴火，改用女贞子、墨旱莲泻阴火兼补肾益发。

医案7

田某，男，62岁。2014年12月3日初诊。

贲门癌术后40余天。

诊见：纳食欠佳，进食时下咽部不畅，时有反酸，时有胃内容物上泛，夜间较甚。胃脘不痛，大便偏稀，痰多痰黏，口淡不喜饮。身体消瘦，精神欠佳，面色萎黄，睡眠一般，梦多。舌质暗红，舌苔白厚腻，脉细缓无力。有糖尿病10余年。

证属脾胃虚弱、痰湿中阻。治以健脾益胃、化痰畅中为法。

处方：党参12g，生白术15g，茯苓12g，姜半夏9g，陈皮9g，枳实9g，竹茹9g，生姜6g，炒鸡内金12g，焦山楂12g，生薏苡仁15g，炙甘草3g。14剂，水冲服，日1剂。

2014年12月18日二诊：精神、纳食有好转，入睡后反酸可致醒，夜尿多。舌质暗红，舌苔白腻，脉细缓无力。仍以运脾开胃畅中为法。

处方1：上方7剂。

处方2：生白术15g，炒鸡内金15g，姜半夏9g，干姜9g，黄芩12g，黄连3g，党参9g，吴茱萸3g，枳实9g，全瓜蒌15g，陈皮12g，炙甘草3g。7剂。

上两方交替服用，日1剂。

2015年6月3日三诊：患者间断服用上方，身体状况明显改善，纳食可，二便调。仍畏寒，多衣。舌质淡暗，舌苔白润，脉细缓。痰湿渐去，虚寒渐显。治以温振阳气，健脾畅中为法。

处方：茯苓15g，生白芍15g，生白术15g，淡附片9g，生姜12g，党参9g，炒鸡内金12g，焦神曲15g，炒麦芽15g，枳实9g。14剂，水冲服，日1剂。

患者断续治疗，身体状况逐步改善。术后近一年，复查未见异常。

按：案中三方：第一方以六君子汤为主，合以温胆汤、保和丸；第二方以半夏泻心汤为主，合以枳术丸、左金丸；第三方以真武汤为主，合以枳术丸、保和丸。

第一方着眼于睡眠欠佳考虑到了痰气内滞，故用温胆汤化痰行气；第二方着眼于睡后反酸考虑到了湿热中阻，故用半夏泻心汤合左金丸辛开苦降；第三方着眼于畏寒多衣考虑到了阳气虚馁，故用真武汤温振阳气。

三方中始终有一条主线贯穿，就是运脾畅中，枳术法贯穿于三方之中。

医案 8

王某，男，59 岁。2016 年 3 月 24 日初诊。

发现颈前肿物半月余，有刺痛感。进食硬物时自觉吞咽障碍。纳食欠佳，大便干燥，面呈忧郁。舌质暗红，舌苔白，脉弦。

X 线上消化道钡餐造影检查未见异常。甲状腺彩超检查提示：甲状腺实质回声不均匀，呈弥漫性病变。双叶偏大，右叶 1.6cm×2.0cm×4.8cm，左叶 1.8cm×2.2cm×5.0cm，并左叶包块。未见明显占位性病变。

证属脾胃失和，胆经痰火郁结。治以调畅中焦、清化痰火为法，方用枳术丸合半夏泻心汤合温胆汤加减。

处方：生白术 15g，炒鸡内金 15g，枳实 9g，全瓜蒌 15g，牛蒡子 15g，陈皮 12g，茯苓 15g，水红花子 15g，姜半夏 9g，干姜 9g，黄芩 12g，黄连 3g，炙甘草 3g。6 剂，水冲服，日 1 剂。

2016 年 3 月 31 日二诊：颈前肿痛有减轻，纳食好转，大便正常。舌质暗红，舌苔白，脉细弦。

治疗仍以调畅中焦、清化痰火为法，侧重于清化痰火。

处方 1：柴胡 9g，黄芩 12g，姜半夏 9g，陈皮 9g，茯苓 15g，枳实 9g，竹茹 9g，夏枯草 15g，生牡蛎 30g，焦山楂 15g，炒鸡内金 15g，生甘草 3g。7 剂，水冲服。

处方 2：生白术 15g，炒鸡内金 15g，枳实 9g，全瓜蒌 15g，夏枯草 15g，青皮 9g，陈皮 9g，姜半夏 9g，干姜 9g，黄芩 12g，黄连 3g，炙甘草 3g。7 剂，水冲服。

上两方交替服用，日 1 剂。

2016 年 4 月 12 日三诊：诸症缓解，咽欠清利。舌质暗红，舌苔白，脉细弦。上 1 方去山楂，加生白术 15g；上 2 方去青皮，加香附 9g。各 7 剂，交替服用，日 1 剂。

2016 年 4 月 28 日四诊：病情平稳。自觉颈前有痒感，咽欠清利，偶有胃胀。舌质暗红，舌苔白，脉细弦缓。3 月 31 日方，1 方加生白术 15g，2 方去夏枯草、青皮加茯苓 15g、厚朴 9g。各 7 剂，交替服用，日 1 剂。

2016 年 5 月 11 日五诊：无明显不适。甲状腺彩超检查提示：甲状腺实质回声不均匀，呈弥漫性改变。右叶 1.4cm×1.5cm×4.2cm，左叶 1.2cm×1.5cm×3.8cm。

侧重从局部痰火瘀结论治。

处方 1：柴胡 9g，黄芩 12g，姜半夏 9g，陈皮 9g，茯苓 15g，枳壳 9g，生牡蛎 30g，夏枯草 15g，全瓜蒌 15g，水红花子 15g，焦山楂 15g，生甘草 3g。10 剂，水冲服。

处方 2：生白术 15g，炒鸡内金 15g，生牡蛎 30g，夏枯草 15g，全瓜蒌 15g，白花蛇舌草 15g，桂枝 6g，茯苓 15g，桃仁 15g，赤芍药 15g，牡丹皮 15g。10 剂，水冲服。

上两方交替服用，日 1 剂。

2016 年 6 月 3 日六诊：自觉无明显不适。舌质暗红，舌苔白，脉虚弦。

处方 1：姜半夏 9g，陈皮 12g，茯苓 15g，枳实 9g，竹茹 9g，生牡蛎 30g，夏枯草 15g，炒鸡内金 15g，生甘草 3g。14 剂，水冲服。

处方 2：桂枝 6g，茯苓 15g，桃仁 15g，赤芍药 15g，牡丹皮 15g，生牡蛎 30g，夏枯草 15g，炒鸡内金 15g，白花蛇舌草 15g。14 剂，水冲服。

上两方交替服用，日 1 剂。

2016 年 7 月 27 日七诊：甲状腺左侧偶有刺痛感，余无明显不适。舌质暗红，舌苔薄白，脉弦缓。

处方 1：柴胡 9g，黄芩 12g，姜半夏 9g，陈皮 12g，茯苓 15g，枳实 9g，竹茹 9g，夏枯草 15g，生牡蛎 30g，焦山楂 15g，青皮 9g，生甘草 3g。14 剂，水冲服。

处方 2：桂枝 6g，茯苓 15g，桃仁 15g，赤芍药 15g，牡丹皮 15g，夏枯草 18g，生牡蛎 30g，全瓜蒌 18g，炒鸡内金 15g。14 剂，水冲服。

上两方交替服用，日 1 剂。

2016 年 8 月 31 日八诊：无明显不适。甲状腺彩超提示：双甲状腺形态、大小正常，右叶有一 0.3cm×0.2cm 高回声结节。舌质淡暗，舌苔薄白，脉细弦。上 1 方去青皮加香附 9g，上 2 方去瓜蒌加连翘 15g。各 7 剂，交替服用，日 1 剂。嘱药后停药观察，修养身心。

按：本病属中医"瘿瘤"范畴。《外科正宗》指出："瘿瘤之症非阴阳正气结肿，乃五脏瘀血、浊气、痰滞而成。"本病病机多与肝气郁滞、痰浊壅结、瘀血阻滞有关。

本案初诊辨为痰火郁结，同时胃纳脾运不健，腑气不降。故治以枳术丸合半夏泻心汤加减，调畅中焦，恢复中焦升清降浊之职。再合温胆汤加减，理气化痰清火。

二诊，脾胃升降好转，痰火郁结减轻。分处两方交替服用，一方以小柴胡汤合温胆汤加减清化痰火，兼顾中焦通降；二方以枳术丸合半夏泻心汤调畅中焦，兼化肝经痰火。三诊、四诊依二诊治法、处方，药有随证加减。

五诊，症状已无，局部检查尚有异常。周身气机已畅，考虑局部有痰瘀阻滞。故一方以小柴胡汤合温胆汤加减清化肝经痰火，二方以桂枝茯苓丸加味活血祛瘀、清热化痰。两方都兼顾到中焦的通降。六诊、七诊、八诊沿用五诊治法、处方，只是药力大小有微调。

本案治疗，前四诊为第一阶段，治疗着眼点在于全身气机的流通和局部痰火的清解。因脾胃为一身气机升降（出入）的枢纽，枳术丸合半夏泻心汤加减，意在通过恢复脾升胃降而达到一身气机升降出入的复常，也为局部气血津液的畅行创造条件。后四诊为第二阶段，治疗着眼点在于局部痰瘀的清解和气血津液的流通。

医案 9

张某，女，43 岁。2015 年 2 月 28 日初诊。

患者因反复面部潮红起疹、月经不调、睡眠欠佳等病变间歇就诊。本次就诊主因昨日下午无明显诱因出现头痛，以颠顶部较甚，伴有呕恶。舌质淡暗，舌苔薄白，脉细弦。

证属头窍痹窒，治以升清降浊为法。

处方 1: 羌活 3g, 独活 3g, 川芎 3g, 防风 3g, 藁本 3g, 蔓荆子 3g, 黄芩 6g, 钩藤 6g, 生甘草 3g。2 剂, 水冲服, 日 1 剂。

处方 2: 服上方后接服下方:

柴胡 9g, 黄芩 12g, 桂枝 6g, 生白芍 15g, 生龙骨、生牡蛎各 30g, 姜半夏 9g, 茯苓 15g, 炒鸡内金 15g, 焦山楂 15g, 炙甘草 3g。7 剂, 水冲服, 日 1 剂。

再次来诊, 极赞第一方治疗头痛神效, 服 1 剂即头脑清爽。

以后第一方作为常备药, 每次头痛服用皆效。

按: 本案辨证, 主症头痛, 病在头窍, 病在经络, 似与脏腑未涉。清窍贵在清、空, 清窍病变总由清空状态失常, 治疗贵在恢复其清空状态。如何恢复? 头居高位, 治疗头窍病变多不离升清降浊, 轻清风药为常用药物。古人所谓"凡头痛皆以风药治之者", 从临床中来。

当然, 脏腑病变引起头窍病证者, 当治脏腑为宜。

处方 1, 选用李东垣羌活胜湿汤, 加黄芩、钩藤, 用小剂。也可以看作李东垣选奇汤加减。

医案 10

刘某, 男, 35 岁。2021 年 2 月 28 日初诊。

近几月不高兴, 头晕、脑胀、睡眠欠佳。纳食尚可, 大便后仍有便意。余无明显不适。舌质暗, 舌苔白, 脉缓。

证属肝脾气滞, 心神不安。治以调畅肝脾, 镇静安神。

处方: 柴胡 12g, 生龙骨、生牡蛎各 30g, 香附 9g, 乌药 9g,

青皮 9g，陈皮 9g，党参 15g，炒鸡内金 15g，焦山楂 15g，枳壳 9g，甜叶菊 3g。7 剂，水煎服，日 1 剂。

2021 年 3 月 14 日二诊：睡眠改善，每日下午有头痛、鼻干、鼻堵感觉，大小便时有便意。舌质暗，舌苔白，脉细弦。

证属脾胃不足，升降失和。治以补中升清降浊为法，方用益气聪明汤加减。

处方：党参 9g，炙黄芪 15g，葛根 15g，蔓荆子 9g，升麻 6g，赤芍药 15g，生龙骨、生牡蛎各 30g，枳壳 9g，炒鸡内金 18g，焦山楂 18g，白芷 9g，炙甘草 3g，甜叶菊 3g。7 剂，水煎服，日 1 剂。

2021 年 3 月 21 日三诊：下午头痛、鼻堵及大小便时有便意缓解，但颈项疼痛，张口闭口时颞颌关节处弹响。

证属中焦失和，风湿痹阻经络。治以祛湿通络、和畅中焦为法，方用羌活胜湿汤加减。

处方：羌活 6g，独活 6g，川芎 6g，蔓荆子 6g，藁本 6g，防风 6g，炒鸡内金 15g，焦山楂 15g，生龙骨、生牡蛎各 30g，天麻 9g，生薏苡仁 18g，赤芍药 15g，葛根 9g，炙甘草 3g。7 剂，水煎服，日 1 剂。

2021 年 4 月 5 日四诊：疼痛缓解，大便偏稀，便后气短。舌质淡暗，舌苔白黏，脉缓。

证属脾胃虚弱，升降失和。治以补中升清降浊为法，方用补中益气汤加减。

处方：党参 9g，炙黄芪 15g，生白术 15g，当归 9g，陈皮 9g，升麻 3g，柴胡 3g，炒鸡内金 15g，焦山楂 15g，枳实 9g，生龙骨、生牡蛎各 30g，炙甘草 3g。7 剂，水煎服，日 1 剂。

2021 年 4 月 11 日五诊：诸症渐缓解，脐腹偶有不适。舌质淡暗，舌苔白，脉缓。上方去焦山楂加焦神曲 18g，继服 7 剂。

按：本案属临床常见的内伤杂病，病情不重，但显杂乱。首诊主诉头晕、脑胀，考虑与睡眠不好有关。大便后仍有便意，考虑与腑气不畅有关。治疗侧重疏肝理气、解郁安神为主，处方仿陈苏生疏肝和络饮方加减。

二诊，在上有头、鼻清窍见症，在下有大便、小便时有便意，考虑由脾胃气虚、清阳不升、浊阴不降引起。治疗侧重补中升清降浊，处方用益气聪明汤加减。

三诊，以头项颈部疼痛为主诉，症状初起，考虑由风湿痹阻经络引起。治疗以祛风湿、通经络为主，处方用羌活胜湿汤加减。

四诊、五诊，大便偏稀，便后气短，考虑由脾胃气虚、升清无力引起。治疗以补中益气为主，方用补中益气汤加减。

本案问诊，患者配合度不高。每诊之间，就诊时间并不完全连贯，每诊方证之间似也没有连贯之处。治疗侧重点，首诊治郁，二诊升清，三诊通络，四诊、五诊补中。但把前后五诊连起来分析，患者内伤脾胃是基本病机。

内伤脾胃的治疗，并不一定只是补益脾胃，恢复一身气机的升降出入、恢复一身气机的畅通是治疗中的关键着眼点。首诊从治郁入手，后四诊依次用到了李东垣的三张方剂：益气聪明汤、羌活胜湿汤、补中益气汤，主症不同，用方不同，但都着眼于气机的畅通。方中始终加用炒鸡内金、焦山楂（焦神曲），也是着眼于胃气的和降、腑气的畅通。年轻男性，反复到医院就诊，较长时间用药，存在心神不静、不安，故方中始终加用龙骨、牡蛎安神。

医案 11

侯某，女，43 岁。2020 年 3 月 4 日初诊。

自诉近 1 个月身体不适。时时觉饿，但大便极少，没有便意。小腹胀大，腰部困乏，矢气觉舒适些。前阴潮湿，白带多。晚上不易入睡，晨起手、臂憋胀。舌质暗红，舌苔薄白腻，脉细缓。

证属脾虚六郁？治以运脾开郁为法，方用越鞠丸合枳术丸加减。

处方：生白术 30g，炒鸡内金 15g，炒栀子 15g，川芎 9g，香附 9g，厚朴 9g，枳实 15g，泽泻 9g，僵蚕 9g。7 剂，水煎服，日 1 剂。

2020 年 3 月 27 日二诊：服药后，小腹明显变软变小，大便顺畅些。服药期间周身舒适，眼睛发亮，停药后渐渐又不适，眼睛也不亮了。晚上还是入睡慢，晨起手、臂憋胀。舌质暗红，舌苔薄白腻，脉细缓。上方枳实改为 9g，7 剂，水煎服，日 1 剂。

按：本案见症较杂，辨证似不易入手。时时觉饿，似有胃火；大便不畅，矢气舒适，似为脾虚腑滞；带多阴潮，手臂憋胀，似为痰湿蕴滞。病位主要在中焦，中焦郁滞，想到"六郁"，用越鞠丸。

大便少，没便意，故不用苍术、神曲而改用生白术、鸡内金运脾祛湿通大便；腰腹不畅，矢气舒适，故加厚朴、枳实下气通腑。

同时少加泽泻利湿，僵蚕清化。

加减后，实际上已合入了枳术丸（法）。

医案 12

2016 年 7 月 12 日下午门诊结束时，我的老师，男，66 岁，走入诊室，戴着墨镜。问怎么了？双眼畏光、流泪、干涩，眼科医院诊断为"病毒性结膜炎、双眼剥脱性角膜炎"，治疗 2 个多月了，仍然不好，严重影响心情和生活。诊见面色萎黄，形体偏瘦，舌质暗红，舌苔黄白薄腻，脉弦缓。患者素体脾胃虚弱，多次在我门诊治疗"胃病"。最近纳食尚可，睡眠较好，大、小便调。

证属湿热中阻、升降失职？治以运脾和胃、辛开苦降为法，方用半夏泻心汤合枳术丸加减。

处方：生白术 15g，炒鸡内金 15g，姜半夏 9g，干姜 9g，黄芩 12g，黄连 6g，白花蛇舌草 15g，枳实 9g，陈皮 12g，吴茱萸 3g，炙甘草 3g。7 剂，水冲服，日 1 剂。

7 月 19 日二诊：诸症有好转。舌质暗红，舌苔转薄白，脉弦缓。治以祛风散邪通络为法，方用羌活胜湿汤加减。

处方：羌活 6g，独活 6g，防风 6g，川芎 6g，蔓荆子 6g，藁本 6g，僵蚕 9g，蝉蜕 6g，赤芍药 9g，牡丹皮 9g，地肤子 12g，炒鸡内金 12g，甘草 3g，黄芩 6g。7 剂，水冲服，日 1 剂。

7 月 27 日三诊：唯诉双眼干涩不舒，余症悉无。舌质暗红，舌苔薄白，脉缓。治以益气升清、佐以降浊泻阴火为法，方用益气聪明汤加减。

处方：党参 9g，炙黄芪 15g，葛根 12g，蔓荆子 9g，升麻 6g，生白芍 12g，炒蒺藜 12g，焦山楂 15，炒鸡内金 15g，炙甘草 3g。7 剂，水冲服，日 1 剂。

药后痊愈。

按：本案属眼科病变。眼科病变独特的辨证方法是五轮辨证，本案用五轮辨证可以辨为金轮、木轮病变，属肝肺二经风热？眼科病变也常用脏腑辨证法和六经辨证法，用脏腑辨证法可以辨为脾胃湿热？或三焦湿热？用六经辨证法可以辨为少阳病？或太阳少阳合病？

案中所用的是升降浮沉辨证法。清窍病变，总属清升浊降失常。首诊，脾胃虚弱、舌苔黄白薄腻，着眼于脾胃，着眼于一身气机升降的枢纽，用半夏泻心汤合枳术丸加减辛开苦降、运脾和胃；二诊，舌苔转薄白，着眼于病变局部，用羌活胜湿汤加减祛风散邪通络，疏通病变部位气血；三诊，病变渐愈，着眼于一身气机的升降出入，用益气聪明汤加减益气升清、佐以降浊泻阴火收工。

医案 13

2023 年 3 月 25 日一学生微信上发来如下内容：

老师，一切安好！打扰您了。我姥爷因为肠梗阻住院效果不好，想请您开张方子。

男，87 岁。大便不通，未饮食 7 天。现症见：神志清楚，精神一般，口干，口苦，嗳气，稍恶心，无腹痛，灌肠后少量排气排便。舌质淡暗，舌苔白腻。

病史: 前列腺癌病史 3 年, 有骨转移和肺胃转移, 但用药控制, 一般情况都好。1 周前因过量吃零食柿饼, 胁肋下腹痛, 大便不行, 查腹部平片示肠梗阻, 住院五天, 禁食, 天天灌肠输液。今日复查, 仍未全通, 大夫建议转院手术。我舅舅他们担心一手术, 情况会更不好, 想跟您要一个方子, 希望老人免于受苦。

CT 示: 肠梗阻。没有找见梗阻部位, 麻痹性肠梗阻不除外。

当时微信上给开了一张处方: 党参 9g, 生白术 30g, 炒鸡内金 18g, 炒莱菔子 15g, 生大黄 (后下) 9g, 枳实 9g, 柴胡 9g, 火麻仁 15g。2 剂, 水煎服。

2023 年 3 月 27 日收到微信回复: "老师, 喝了第二剂了, 开始是偷喂的, 医生不让, 结果喝上 100 多毫升, 没有喊疼。今天医生拔掉胃肠减压了, 也解了大便。老师, 您为什么不用厚朴和芒硝? 是因为没有热象吗? "

为什么不用厚朴和芒硝呢?

本案不宜用大承气汤。

治疗肠梗阻, 属阳明腑实证者用大承气汤, 兼见少阳病者用大柴胡汤, 这是常法。本案可以用大承气汤或大柴胡汤吗?

起病没有发热, 现在也没有发热, 舌质不红, 舌苔不黄, 本案不是伤寒阳明病, 也不是伤寒少阳病 (或少阳阳明合病)。

本案是内伤病。

内伤便秘, 治疗宜通腑泻下, 选用枳术法。口苦、嗳气、恶心, 类少阳病, 方中用生大黄、枳实、柴胡, 取自大柴胡汤。

体弱佐补，积久佐润，故加用了党参、火麻仁。

医案 14

患者吴某，男，41 岁。患"扁平苔藓"5 年余，中医、西医多方治疗，效果欠佳。

患者于 2013 年 12 月 19 日就诊，要求中药治疗。诊见：周身躯干、四肢皮肤散发紫红色斑丘疹，多为斑片状，上有白色鳞屑。四诊合参，患者主要问题可归为三类：一是皮肤问题，影响社交；二是酒席应酬较多，时有胃脘痞满，纳食欠佳，大便不畅；三是睡眠欠佳，精力不足，容易困乏。

舌质暗红，舌苔白，脉弦缓。

初诊、二诊处血府逐瘀汤加减方，共服 28 剂，睡眠明显好转，皮损开始减轻。

2014 年 1 月 23 日三诊，咽痒咳嗽，胃脘痞满，先服三拗汤加味方 4 剂，接服半夏泻心汤合枳术丸加减方 14 剂。

2 月 19 日四诊，皮损有好转，多食胃脘痞满，睡眠较浅。温胆汤合枳术丸加减方与血府逐瘀汤加减方各 7 剂交替服用。

3 月 4 日五诊，病情平稳，皮损持续减轻。桂枝茯苓丸合枳术丸加减方与血府逐瘀汤加减方各 7 剂交替服用。

3 月 25 日六诊及 4 月 8 日七诊，桂枝茯苓丸合温胆汤加减方与血府逐瘀汤加减方各 14 剂交替服用。

4 月 29 日八诊，皮损完全消退，只余较淡的色素沉着斑，睡眠好，精神好。饮食不慎仍会有胃脘痞满。舌质暗红，舌苔白，脉细缓。半夏泻心汤合枳术丸加减方 14 剂。

之后，仍以胃脘痞满间断就诊，多处以半夏泻心汤合枳术丸加减方。皮肤问题没有反复。

案中所用基本方药如下：

血府逐瘀汤加减方：茯神 20g，鸡内金 20g，当归 10g，川芎 6g，生地黄 10g，赤芍药 10g，桃仁 10g，红花 5g，柴胡 6g，枳壳 6g，桔梗 10g，川牛膝 10g，生甘草 3g。

半夏泻心汤合枳术丸加减方：生白术 20g，鸡内金 20g，姜半夏 9g，干姜 3g，黄芩 10g，黄连 3g，枳实 6g，全瓜蒌 10g，陈皮 6g，炙甘草 3g。

温胆汤合枳术丸加减方：

生白术 10g，鸡内金 10g，姜半夏 9g，陈皮 6g，茯苓 10g，枳实 6g，竹茹 10g，生龙骨 20g，生牡蛎 20g，炙甘草 3g。

桂枝茯苓丸合枳术丸加减方：

生白术 20g，鸡内金 20g，桂枝 6g，茯苓 10g，桃仁 10g，赤芍药 10g，牡丹皮 10g，生龙骨 20g，生牡蛎 20g。

上方都是使用中药颗粒剂，日 1 剂，水冲服。

按：本案治疗，前二诊以血府逐瘀汤加减调畅一身气血。三诊时有外感，先以三拗汤加味理肺祛邪，接以半夏泻心汤合枳术丸运脾和胃，恢复脾胃升降。四诊以温胆汤合枳术丸与血府逐瘀汤加减方交替服用，一方面调畅一身气血津液，同时顾及胃纳脾运。五诊、六诊、七诊用桂枝茯苓丸、枳术丸、血府逐瘀汤、温胆汤加减合化，仍是立足脾胃，注重气血津液的流通。八诊以半夏泻心汤合枳术丸调治脾胃收功。

关于桂枝茯苓丸与血府逐瘀汤两方的使用，前者倾向于治疗局限性的瘀阻，后者倾向于治疗全身的气血不畅。

关于枳术丸与半夏泻心汤的合方加减，与半夏泻心汤原方相比较，前者侧重于运脾开胃，后者侧重于补益中虚。

本案当属慢性病、难治病。梳理本案治疗经过，有以下三点启示：

1. 中医对难治病的治疗要有法有守，处方可于平淡中稳中求效。本案治疗始终着眼于机体气血津液的流通，血府逐瘀汤通行气血，枳术丸合半夏泻心汤恢复升降。诸方先后选用，但"通"法贯穿始终。方药均为寻常平淡，既无虫类搜剔，也无大热大寒，但取效尚好。

2. 中医对慢性病的治疗，始终应基于"治人"。本案患者以皮肤病就诊，但治疗并没有局限于皮肤病。气血不畅，睡眠不好，故用血府逐瘀汤调畅气血，温胆汤调畅气津，气血津液和畅，心神自安，睡眠得以好转。应酬较多，时有脾升胃降失和而胃脘痞满，大便不畅，故用枳术丸合半夏泻心汤运脾和胃消食，恢复脾升胃降。治气、治血、治脾胃，始终着眼于"治人"。

3. 中医对慢性病、难治病的治疗，要始终顾及脾胃，要以调治脾胃收工。本案中使用血府逐瘀汤加茯神、鸡内金，使用桂枝茯苓丸合枳术丸或温胆汤，都考虑到了胃纳脾运，考虑到了血药对脾胃的影响和患者自身脾胃的不足。后期收工则全不用血药而改用半夏泻心汤合枳术丸运脾和胃。

医案 15

刘某，女，79 岁。

主因"左侧肢体无力 1 月余"于 2019 年 2 月 14 日以"脑出血、血管淀粉样变"诊断入院。入院症见：患者呈嗜睡状态，呼之可醒，不能与人沟通，不能遵指令完成相关动作。反应迟钝，四肢无力，自主活动不能（疼痛刺激无反应），留置胃管。咳嗽、痰多，汗多。二便失禁。

患者肺癌晚期，有继发性癫痫发作史。

查体：高级神经功能减退，双侧瞳孔等大等圆，直接、间接对光反射灵敏。双眼球各方向运动充分，未见眼球震颤，无凝视。右侧中枢性面瘫，双侧咽反射减退。四肢肌力 1 级，肌张力正常。左侧腱反射（＋＋＋），右侧腱反射（＋＋），左侧巴氏征（＋）、右侧（－），脑膜刺激征（－）。

舌质淡红，舌苔白，脉虚弦。

辅助检查：头颅 CT 示右侧额顶叶脑出血，左侧顶叶斑块状稍高密度影。胸部 CT：右肺上叶后段不规则结节，两肺炎症，胸腔积液。

处方：制附子 12g，红参 9g，生白术 30g，炒鸡内金 15g，生牡蛎 30g，葶苈子 15g。

5 剂，水冲 200mL，日 1 剂，分早、晚两次温服。

2 月 19 日二诊：患者 2 月 17 日癫痫大发作一次，持续 15 分钟。发作时四肢抽搐、手指拘挛、牙关紧闭、口吐白沫。发作后精神转差，汗出增多，嗜睡时间较前延长，肢体无力加重，余症基本同前。舌、脉同前。

复查头颅 CT：右侧额叶再发出血，量约 6mL。

处方：红参 12g，生白术 30g，龙骨 30g，牡蛎 30g，全瓜蒌 18g，姜半夏 9g，生白芍 15g，炒鸡内金 15g，炒麦芽 15g。

5 剂，水冲服 200mL，日 1 剂，分早、晚两次温服。

2 月 26 日三诊：嗜睡时间较前减少，苏醒时间增多，精神、面色好转，汗出减少。可简单应答，可遵指令完成简单动作。左侧肢体在疼痛刺激下有屈曲躲避。咳痰减少，二便失禁。舌质淡红，舌苔白，脉虚弦。

处方：红参 12g，生白术 30g，生龙骨 15g，生牡蛎 15g，全瓜蒌 18g，姜半夏 9g，生白芍 15g，炒鸡内金 15g，炒麦芽 15g，僵蚕 9g，地龙 6g。

7 剂，水冲服 200mL，日 1 剂，分早、晚两次温服。

3 月 5 日四诊：嗜睡时间进一步缩短。上午精神差，夜间阵发咳嗽、痰多、汗出多。左侧肢体无力进一步减轻，左上肢出现自主活动，右侧肢体无力无明显变化。双下肢浮肿，留置胃管，眠差，二便失禁。舌质淡红，舌苔白，脉虚弦。

处方：红参 9g，麦冬 15g，五味子 15g，干姜 9g，细辛 3g，全瓜蒌 15g，姜半夏 9g，炒鸡内金 15g，葶苈子 15g。

7 剂，水冲服 200mL，日 1 剂，分早、晚两次温服。

3 月 12 日五诊：神清，精神欠佳，咳嗽减轻，咳痰减少，汗出减少。大便偏干。已拔除胃管，纳可，眠可，舌、脉同前。

处方：红参 9g，麦冬 15g，五味子 15g，干姜 3g，细辛 3g，全瓜蒌 15g，姜半夏 9g，炒鸡内金 15g，葶苈子 15g，焦山楂 15g。

7 剂，水冲服 200mL，日 1 剂，分早、晚两次温服。

3 月 19 日六诊：神清，精神欠佳，无咳嗽、咳痰、汗出等不适，左侧肢体无力进一步减轻（左上肢可稍抬离床面，左手指可微屈曲、伸展，左下肢无明显自主活动，疼痛刺激下有屈曲躲避），右侧肢体无力无改善。可与人简单沟通，口干，大便干，纳可，眠可，二便失禁。舌质红，舌苔白，脉虚弦。

处方：红参 9g，麦冬 15g，五味子 9g，生白术 30g，全瓜蒌 15g，牛蒡子 15g，土鳖虫 9g，当归 12g。

14 剂，水冲服 200mL，日 1 剂，分早、晚两次温服。

4 月 2 日七诊：精神好转，舌、脉同前。上方继服。

4 月 10 日八诊：神清，精神进一步好转，有主动与人交流的意愿，可无障碍交流，左侧肢体无力进一步减轻，（左上肢可抬举至胸，左手指可全范围屈曲、伸展，握力差；左下肢可沿床面平移，可抬离床面），右侧肢体无明显自主活动。可独坐，纳可、眠可，盗汗，大便好转。二便失禁。舌质淡暗，舌苔白，脉缓。

复查头颅 CT：右侧额顶叶脑出血吸收期改变，左侧顶叶未见高密度影。

处方：生黄芪 90g，地龙 6g，当归 6g，赤芍药 6g，川芎 6g，桃仁 6g，红花 6g，炒鸡内金 15g，白花蛇舌草 30g。

7 剂，水冲服 200mL，日 1 剂，分早、晚两次温服。

4 月 17 日九诊：症状同前，脉象虚弦。上方加旱莲草 15g。

4月26日十诊：神清，精神可。左侧肢体无力进一步减轻，右侧肢体出现自主活动。纳可，眠可，夜间盗汗。小便白天可知，夜间失禁，大便失禁。舌质淡红，舌苔薄腻，脉虚弦。

处方：柴胡9g，黄芩12g，桂枝6g，生白芍15g，生龙骨、生牡蛎各30g，淡附片9g，红参9g，炒鸡内金15g，焦山楂15g，生杜仲15g，炙甘草3g。

7剂，水冲服200mL，日1剂，分早、晚两次温服。

5月1日十一诊：无汗出，夜间咳嗽。左侧肢体无力减轻（左上肢可抬举至肩，左手指可全范围屈曲、伸展，握力差；左下肢可沿床面平移，可抬离床面，可屈髋屈膝），右侧肢体可全范围自主活动（可持筷，可自主进食）。舌质淡红，舌苔中心白腻，脉虚弦。

处方：红参9g，淡附片9g，生白术15g，茯苓15g，炒鸡内金15g，杜仲15g，白花蛇舌草30g，鱼腥草30g，炙甘草3g。

7剂，水冲服200mL，日1剂，分早、晚两次温服。

5月8日十二诊：病情平稳，无咳嗽。下午手足心热。舌、脉同前。上方加牡丹皮15g，淡附片改为12g。7剂，水冲服200mL，日1剂，分早、晚两次温服。

5月15日十三诊：病情平稳。左侧肢体无力进一步减轻（左上肢可抬举至鼻，左手指可全范围自主活动；左下肢可沿床面平移，可抬离床面，可屈髋屈膝，可辅助下站立，可搀扶下行走大约5米）。舌质淡红，舌苔白，脉缓。

处方：生黄芪90g，地龙6g，当归6g，赤芍药6g，川芎6g，桃仁6g，红花6g，炒鸡内金15g，生杜仲15g，白花蛇舌草30g。

7 剂，水冲服 200mL，日 1 剂，分早、晚两次温服。

5 月 21 日十四诊：小便酸臭味，小便自知，大便失禁。余症同前，舌、脉同前。上方加车前子 15g 清热利尿。

5 月 29 日十五诊：病情平稳，小便正常。腰背部及双下肢无力，偶有头晕。舌质淡红，舌苔白腻，脉沉缓。

处方：天麻 9g，生杜仲 15g，川续断 15g，桑寄生 30g，党参 15g，炒鸡内金 15g，焦山楂 15g，白花蛇舌草 30g。

7 剂，水冲服 200mL，日 1 剂，分早、晚两次温服。

6 月 5 日十六诊：神清，精神可，面色泽润。午后手足心热，腰腿渐有力。舌、脉同前。上方加怀牛膝 9g，牡丹皮 15g。

6 月 12 日十七诊：患者近期开始服用抗癌药物。现精神转差，不欲言语，肢体无力加重。舌质淡暗，舌苔白，脉虚弦。

处方：生黄芪 90g，地龙 6g，当归 6g，赤芍药 6g，川芎 6g，桃仁 6g，红花 6g，炒鸡内金 15g，生杜仲 15g，全瓜蒌 15g，白花蛇舌草 30g。

7 剂，水冲服 200mL，日 1 剂，分早、晚两次温服。

6 月 19 日十八诊：精神差，懒言少语，身乏力，食欲减退，睡眠差。全身瘙痒。二便自知。舌质淡红，舌苔白，脉虚弦。

处方：炙黄芪 30g，党参 15g，当归 12g，生白术 30g，陈皮 9g，升麻 3g，柴胡 3g，炒鸡内金 15g，全瓜蒌 15g，白花蛇舌草 30g，炙甘草 3g。

7 剂，水冲服 200mL，日 1 剂，分早、晚两次温服。

建议停服抗癌药物治疗。

7月3日十九诊：已停用抗癌药物。身痒消失，精神好转，纳、眠好转，舌、脉同前。上方加杜仲15g。

7月10日二十诊：精神差，时欲眠，发热3日，口干、咽干、口苦，头汗出，身痛、关节痛。舌质淡红，舌苔中心黄腻，脉缓。

处方：羌活9g，防风9g，细辛3g，淡附片9g，生薏苡仁15g，忍冬藤15g，滑石18g，炒鸡内金15g，僵蚕9g，蝉蜕9g，生甘草3g。

1剂，水冲服200mL，日1剂，分两次温服。

服药后次日早上（7月11日）患者热退，无身痛、关节痛、汗出等。仍精神差，口干、口苦、不欲饮食。继以前方：生黄芪90g，地龙6g，当归6g，赤芍药6g，川芎6g，桃仁6g，红花6g，炒鸡内金15g，生杜仲15g，全瓜蒌15g，白花蛇舌草30g。

7月14日早上患者再次发热，测体温37.3℃。详细询问病史，家属诉自7月10日开始患者反复出现午后及夜间发热，体温波动于（37.3～38）℃。上午体温基本正常。精神差，口干、口苦，往来寒热，手足心热，不欲饮食。无恶寒、汗出、身痛等。舌质淡，舌苔黄腻，脉虚弦。

处方：柴胡15g，黄芩9g，姜半夏9g，党参9g，生薏苡仁15g，忍冬藤15g，滑石30g，僵蚕9g，蝉蜕9g，生甘草3g。

2剂，水冲服200mL，日1剂，分早、晚两次温服。

服药后，15日早上患者热退，精神好转，无口干、口苦、往来寒热、手足心热等症，食欲好转。嘱原方继服。15日下午未见发热。至15日晚20点左右，患者再次出现发热，体温37.7℃。给予物理降温，患者安静入睡。16 日晨起体温 37.7℃，舌、脉同前。上方加牡丹皮 15g 继服。

复查胸部 CT：右肺上叶占位性病变较 2019 年 4 月 23 日片增大，右肺上叶、中叶多发结节，双侧胸腔积液。血常规未见异常。肿瘤标志物：癌胚抗原 12.0ng/mL，糖类抗原 15342.8U/mL。

7 月 18 日：反复规律发热，以午后及夜间发热为主，最高体温 38℃。口干、口苦，身痛，手足心热，无恶寒、汗出等，纳可，眠可，二便调。舌质淡红，舌苔黄腻，脉弦大。

处方：炒杏仁 9g，白蔻仁 6g，生薏苡仁 15g，姜半夏 9g，厚朴 9g，通草 3g，竹叶 3g，滑石 18g，炒鸡内金 15g，白花蛇舌草 30g。

7 剂，水冲服 200mL，日 1 剂，分早、晚两次温服。

7 月 24 日：热退，神清，精神欠佳，头晕，双下肢浮肿。纳、眠可，大便不畅。舌质淡红，舌苔薄白腻，脉虚弦。

处方：生白术 30g，茯苓 15g，赤芍药 15g，制附子 12g，生姜 12g，党参 15g，炒鸡内金 15g，葶苈子 15g，白花蛇舌草 30g。

7 剂，水冲服 200mL，日 1 剂，分早、晚两次温服。

7 月 31 日：精神好转，无头晕、发热、肢肿等症。下肢无力，膝软。舌苔中心白，脉缓。

处方：生白术 30g，炒鸡内金 15g，生杜仲 15g，续断 15g，怀牛膝 9g，党参 15g，地龙 6g，土鳖虫 6g，水蛭 6g，白花蛇舌草 30g。

7 剂，水冲服 200mL，日 1 剂，分早、晚两次温服。

8月12日：神清，精神差，持续发热10日，体温波动于（37.5～38）℃。身痛、口干、口苦、汗出、呃逆、纳差、大便不畅。舌质淡红，舌苔白厚腻，脉弦数。

处方：厚朴9g，炒槟榔15g，草果6g，柴胡12g，连翘30g，滑石18g，党参9g，蝉蜕9g，生甘草3g。

5剂，水冲服200mL，日1剂，分早、晚两次温服。

服药后热退，但症状反复。病情逐渐加重，精神转差，呈嗜睡状态，呼之可醒。至8月16日新发右侧鼻唇沟变浅，口角向左侧歪斜。复查胸部CT：右肺上叶占位性，较2019年7月16日增大；右肺上叶、中叶、左肺下叶多发结节，较2019年7月16日增多、增大；右肺门及纵隔淋巴结肿大，较2019年7月16日增大；右肺胸腔积液伴右肺下炎症。复查头颅CT：右侧额叶、双侧顶叶、颞叶及右侧顶枕交界混杂密度影，较2019年7月26日片有新增高密度影，怀疑肿瘤脑转移可能。

8月21日：患者呈嗜睡状态，面色晦暗，眼窝深陷，口角歪斜。头晕、精神差，汗出多，纳差，二便失禁。舌质淡红，舌苔白厚腻，脉弦大。

处方：党参30g，炒鸡内金15g，焦山楂15g，白花蛇舌草30g，连翘30g，蝉蜕9g。

5剂，水冲服200mL，日1剂，分早、晚两次温服。

8月26日：病情继续加重，持续发热，体温波动在38～38.5℃。床边心电监测：血氧88%～90%，心率100～110次/分，呼吸22～25次/分。8月28日查：血气分析：氧分压52%、二氧化碳分压 32%；白蛋白 28.9g/L；电解质：血钠 128mmol/L；血常规：白细胞 8.2×10^9/L，红细胞 3.4×10^{12}/L，血红蛋白 103g/L，中性粒细胞 85.2%。主要诊断：肺癌晚期、Ⅰ型呼吸衰竭、低蛋白血症、电解质紊乱。症见：嗜睡状态，精神差，发热，呼吸困难，周身浮肿，纳差，小便量少。舌体未及，脉虚数。

处方：桃仁 15g，红花 9g，生地黄 15g，炒鸡内金 15g，连翘 24g，当归 9g，赤芍药 9g，枳壳 9g，柴胡 9g，党参 15g，生甘草 3g。

7 剂，水冲服 200mL，日 1 剂，分早、晚两次温服。

治疗无效，家属放弃治疗，于 2019 年 9 月 3 日自行出院。

按：这是一位住院患者的用药实录。

老人多病缠身，放弃西医治疗，为服中药，住入医院。初诊时嗜睡、不能与人沟通、不能自主活动、留置胃管、二便失禁，从 2 月 14 日至 6 月 5 日，经过近 4 个月的中药治疗，患者神清，可与人交流，左侧肢体可自主活动，搀扶可下床，可自主进食，小便自知。应该说，中药治疗还是有一定效果的。

高龄、多病、久病，嗜睡、汗多、肢体无力，舌质淡、舌苔白、脉虚弦，辨证为元气大虚，治疗反复用到了红参，大补元气。

卧床，体弱，保护和恢复胃纳脾运是关键，治疗始终用到了"枳术法"。

首诊用到了参附汤温补阳气，但再发脑出血，提示附子使用似乎过早，从二诊开始即只用红参不用附子。

四诊、五诊、六诊用到了生脉散气阴两补，八诊、九诊、十三诊、十四诊、十七诊用到了补阳还五汤补气活血通络，十诊、十一诊又用到了参附汤温补阳气。总之，补气贯穿始终，或用红参、或用大剂黄芪。在补气基础上，或配麦冬养阴，或配附子温阳，或配地龙活血通络。

四诊、五诊因夜咳，加用了"姜辛味"法，十诊因盗汗用了一次柴桂龙牡方，十五诊因下身无力用了一次补益肝肾法，十八诊因乏力、懒言用了一次补中益气汤。

患者第一诊断是"中风"，从治疗过程分析，似乎也可以诊断为"虚劳"。气血阴阳俱虚，上中下三焦俱虚，治疗立足于中焦脾胃，始终不忘益气、运脾、降胃。

患者肺癌晚期，尽管在治疗过程中也有意佐用了清热解毒治疗"伏阳"之品，如白花蛇舌草、鱼腥草，但终究还是无法控制癌病的进展。从7月10日二十诊开始，发热的出现，中断了"中风"和"虚劳"的治疗。治疗发热，先后随证使用了九味羌活汤合麻黄细辛附子汤加减、小柴胡汤加减、三仁汤加减、达原饮加减、解毒活血汤（王清任方）加减，但收效甚微。7月10日至9月3日，近两个月的治疗，医者体会到了在临床中的无能和无奈！